AF898275

So wirkt's!

Medikamente richtig anwenden

APOTHEKEN Umschau

Inhalt

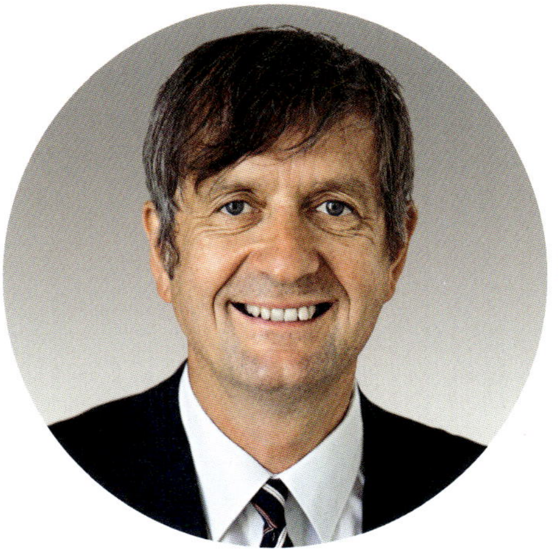

Dr. Martin Allwang

Der Apotheker studierte Pharmazie an der Universität Erlangen. Nach Praktikum und Wehrdienst in der Bundeswehr-Krankenhaus-Apotheke Ulm promovierte er am Biochemischen Institut der Unversität Erlangen über ein Thema aus der Leukämieforschung. Von 1994 bis 2005 arbeitete er als leitender Redakteur der Apotheken Umschau. Seit 2005 leitet Dr. Martin Allwang die pharmazeutisch-fachwissenschaftliche Redaktion des Wort & Bild Verlags. Er verantwortet unter anderem die pharmazeutische Korrektheit der Zeitschrift *Apotheken Umschau.*

Vorwort

Liebe Leserin, lieber Leser,

Medikamente gehören zu den besten Mitteln, um Krankheiten zu heilen oder Beschwerden zu lindern. Dabei kommt es nicht nur auf den pharmazeutischen Wirkstoff an, den sie enthalten. Auch die spezielle Darreichungsform des Arzneimittels – etwa als Tablette, Pflaster, Tropfen oder Salbe – und die korrekte Anwendung spielen eine große Rolle.
Doch was tun, wenn Dragees rissig sind, Ohrentropfen einen schwindlig machen oder die Dosierspitze des Antibiotikasaftes verklebt ist? Wie reagieren, wenn die Salbe auf der Haut brennt oder das Arzneipflaster sich ständig löst?

Über viele Jahre hat Apotheker Dr. Martin Allwang in der Apotheken Umschau alltägliche Probleme aus der Praxis aufgegriffen, die beim Einsatz eines Medikaments auftreten können, und dazu die passende Lösung geliefert. Dieses Wissen haben wir für Sie in „So wirkt´s" zusammengefasst. Das Buch hilft Ihnen, Fehler zu vermeiden und das Beste aus Ihrer Arznei herauszuholen. Nina Schneider hat die Aussagen der einzelnen Kapitel mit ihren prägnanten Illustrationen auf den Punkt gebracht.

Zusätzlich erfahren Sie, wie Sie Arzneimittel zu Hause richtig lagern, welche Haltbarkeitsdaten für Sie wichtig sind, warum Sie den Beipackzettel nicht wegwerfen sollten und was es beim Reisen zu beachten gibt.

Kurz, ein praktischer Ratgeber rund ums Thema Arznei.

Ihre

Julia Rotherbl

Julia Rotherbl **Dr. Dennis Ballwieser**

Chefredaktion Apotheken Umschau

In dem Augenblick, in dem Sie ein Medikament in der Apotheke ausgehändigt bekommen, übernehmen Sie die Verantwortung, dass es richtig gelagert wird. Zwar erhalten Sie selbstverständlich alle wichtigen Informationen im Beratungsgespräch, aber leicht wird dabei das eine oder andere vergessen.
Hier finden Sie alles Wissenswerte zur Lagerung von Arzneimitteln zu Hause oder auf Reisen und ausführliche Erläuterungen, was es mit dem eng bedruckten Beipackzettel auf sich hat.

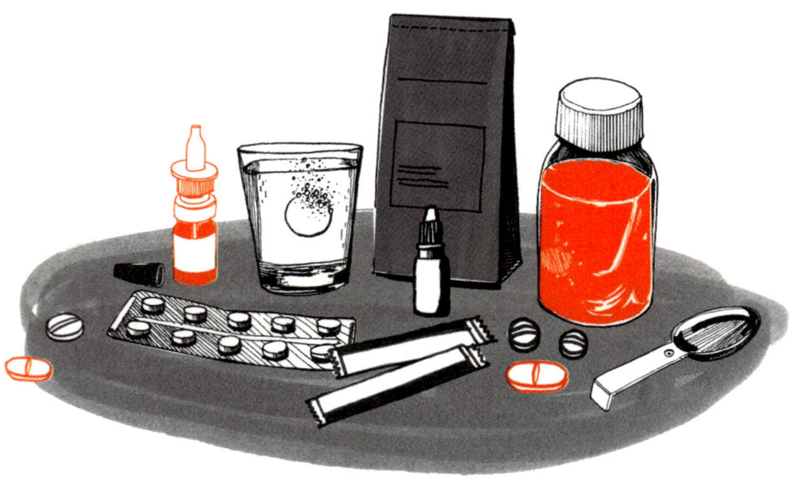

Wichtige Grundlagen

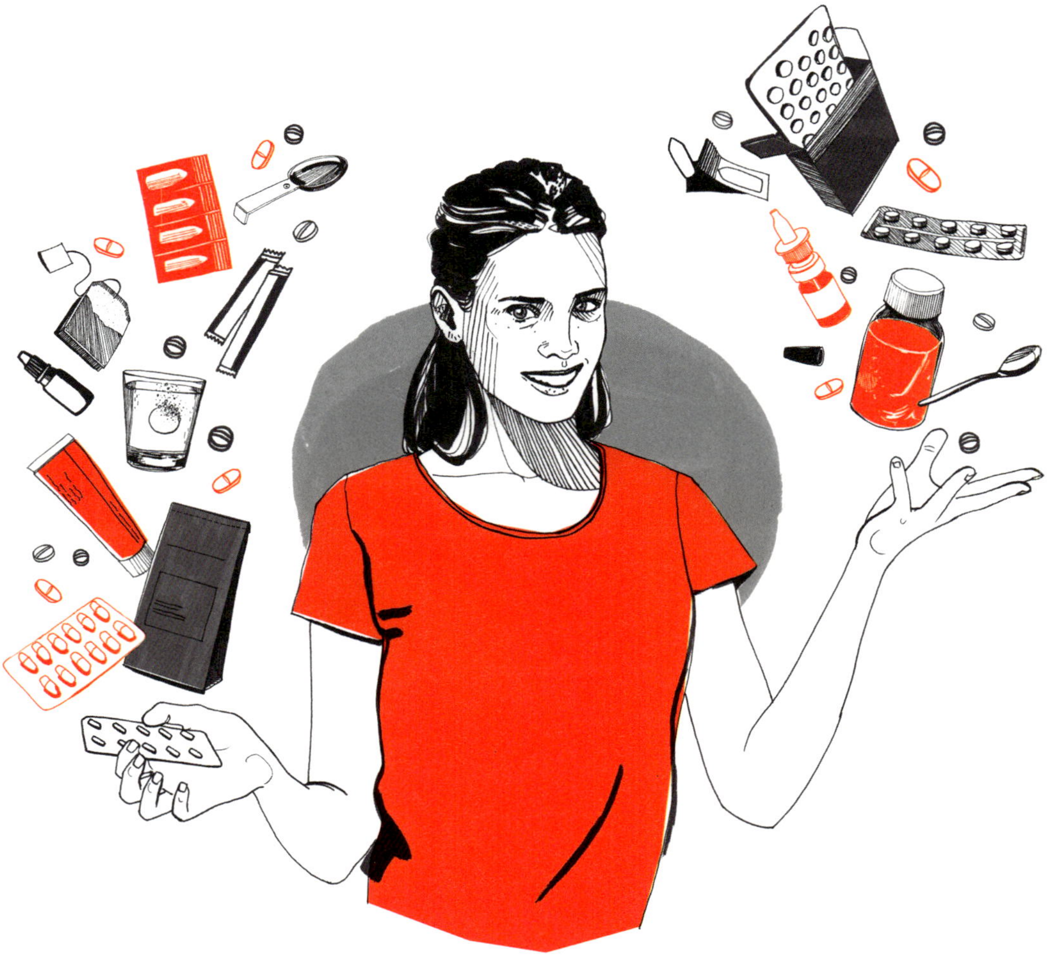

Medikamente – ein Kapitel für sich

Es klingt so einfach: Man hat ein gesundheitliches Problem, nimmt ein Medikament dagegen und wird wieder gesund. Damit das funktionieren kann, muss der Patient das Mittel korrekt anwenden: zur richtigen Zeit, auf die richtige Art und Weise und so lange, wie es der Arzt oder der Apotheker empfohlen hat. Untersuchungen zeigen, dass die Realität anders aussieht. Viele Bluthochdruck-Patienten etwa könnten durch mehr Regelmäßigkeit bessere Werte erzielen. Wer sein Medikament im vorgeschriebenen Abstand zum Essen nimmt, benötigt weniger Wirkstoff – und es kommt seltener zu Nebenwirkungen.
Bei Arzneimitteln, die in der Anwendung komplizierter sind als Tabletten und Kapseln, zum Beispiel Asthmasprays oder Therapiepflaster, müssen Sie mehrere Schritte korrekt durchführen, damit der Wirkstoff in den Körper gelangt. Wer eine Erkältung hat, kann mit zwei bis drei Nasenspray-Anwendungen den ganzen Tag frei durchatmen – sofern die Technik stimmt.
All diese Beispiele zeigen, wie wichtig die Hinweise sind, die Sie kostenlos dazubekommen, wenn Sie sich in der Apotheke Ihres Vertrauens ein Arzneimittel holen. Doch nicht jeder hat diese Tipps noch Tage und Wochen nach dem Besuch der Apotheke im Kopf.
Damit Sie Ihre Medikamente optimal anwenden, haben wir wichtige Tipps zusammengetragen.
Dabei beginnt der richtige Umgang schon lange vor der Anwendung, nämlich mit der Lagerung zu Hause.

Arzneimittel sind empfindlich
Arzneimittel müssen vor Licht, Wärme und hoher Luftfeuchtigkeit geschützt werden. Und wer darüber hinaus Kinder im Haushalt hat oder ab und zu von seinen Enkeln besucht wird, sollte sicherstellen, dass Medikamente nicht in Kinderhände geraten. Am besten funktioniert das mit einem abschließbaren Arzneischrank. In ihm können Sie auch Ihre Hausapotheke einrichten, damit Sie bei akuten Beschwerden gerüstet sind – die leider auch einmal dann auftreten, wenn gerade keine Apotheke geöffnet hat.
Dieser Vorrat erspart es einem zudem, dass man sich etwa fiebernd auf den Weg zur Apotheke machen muss.
Die wenigsten Menschen besitzen aber eine solche gut gepflegte Hausapotheke. In vielen Fällen handelt es sich dabei eher um eine Art Endlager für Präparate, die der Arzt vor langer Zeit gegen irgendwelche Beschwerden verordnet hat, kombiniert mit vergilbten Mullbinden und Heftpflastern, die schon lange nicht mehr kleben.
Tipps für eine optimale Hausapotheke finden Sie ab Seite 12.

Arzneimittel auf Reisen

In einer Hausapotheke herrschen für Arzneimittel meistens ideale Temperaturbedingungen. Wer Medikamente mit auf Reisen nimmt oder nehmen muss, steht dagegen oft vor größeren Herausforderungen. Im Kofferraum eines Autos unter südlicher Sonne ist schon so manches Zäpfchen geschmolzen und war hinterher nicht mehr verwendbar. Deshalb ist es wichtig, Arzneimittel kühl an den Urlaubsort und wieder nach Hause zu transportieren.
Aber was soll hinein in eine gut sortierte Reiseapotheke? Packt man zu wenig ein, ist sie im Notfall keine echte Hilfe. Man muss aber auch nicht alles mitnehmen, was in der heimischen Hausapotheke aufbewahrt wird. Deshalb finden Sie auf Seite 18 eine Checkliste mit allem, was aus unserer Sicht unentbehrlich ist, um kleine Urlaubsmalaisen zu kurieren.

Persönliche Beratung ist unersetzlich

Das Beispiel Reiseapotheke zeigt aber auch, warum dieses Buch die Beratung in einer Apotheke, in der man Sie und Ihre Krankengeschichte kennt, nicht ersetzen kann: Nur dort kann man Ihnen etwa unter den vielen Schmerzmitteln eines empfehlen, das Sie gut vertragen und das zu den Arzneien passt, die Sie möglicherweise dauerhaft benötigen.
Apropos Dauertherapie: Viele Patienten müssen regelmäßig Medikamente schlucken gegen Krankheiten, die keine Beschwerden verursachen, etwa Bluthochdruck, einen erhöhten Cholesterinspiegel oder Typ-2–Diabetes. Da ist es nur allzu menschlich, wenn man immer wieder mal vergisst, das Mittel zu nehmen. Zumal die Angst vor den Folgen dieser Krankheiten – Herzinfarkt und Schlaganfall beispielsweise – gerne verdrängt wird. Nicht verdrängen lässt sich dagegen die Angst vor den Nebenwirkungen, die der Beipackzettel ausführlich schildert. Wer weiß, wie er diesem klein gedruckten, von Juristen mitformulierten Fachkauderwelsch wichtige Informationen über sein Medikament entlocken kann, ist schon einen großen Schritt weiter. Deshalb lohnt sich die Lektüre ab Seite 20 allemal.

Wer Bescheid weiß, wird schneller gesund

Wann immer Sie mehrere Präparate zusammen einnehmen, können sich diese gegenseitig beeinflussen. Manchmal verstärkt Medikament A die Wirkung von Medikament B in einer für Laien unvorhersehbaren Weise. Manchmal schwächt das eine die Wirkung des anderen ab – bis hin zum Wirkverlust. Nur Fachleute können hier den Überblick bewahren. Daher ist es gut, wenn Sie, Ihr Arzt und Ihre Apotheke einen Überblick über alles haben, was Sie auf Rezept oder zur Selbstbehandlung harmloser Beschwerden einnehmen. Notieren Sie deshalb immer Ihre persönlichen Medikamente. Übrigens gibt es die Gefahr von Wechselwirkungen nicht nur bei Mitteln, die Ihnen verschiedene Ärzte

verschreiben. Auch pflanzliche Präparate wie Johanniskraut oder rezeptfrei erhältliche Schmerzmittel können die Wirksamkeit der Behandlung beeinflussen. Für alle, die auf ärztliche Verordnung hin mindestens drei Medikamente einnehmen müssen, ist zwar ein Medikationsplan vorgeschrieben. Damit dieser nicht verloren geht, bewahren Sie ihn am besten in diesem Buch auf.
Überhaupt soll dies kein Buch sein, das nach der Lektüre unberührt im Regal steht. Holen Sie es immer wieder heraus, vermerken Sie wichtige Telefonnummern für Notfälle darin, machen Sie sich Notizen, welche unserer Tipps gerade für Ihre Therapie wichtig sind. Und schauen Sie in regelmäßigen Abständen auf unsere Erste-Hilfe-Anleitung auf den hinteren Umschlaginnenseiten. Dort erklären wir, was in lebensbedrohlichen Situationen zu tun ist, bis der Notarzt eintrifft.
Wenn Sie eine Herzdruckmassage durchführen, steigert das die Überlebenschancen des Menschen beträchtlich, dem Sie gerade beistehen. Noch besser, als im Notfall nach einer gedruckten Anleitung vorzugehen, wäre es natürlich, wenn Sie sich einmal ein Wochenende Zeit nehmen und einen Erste-Hilfe-Kurs besuchen.
Auch wenn wir überzeugt sind, viele gute Tipps zur Anwendung von Arzneimitteln für Sie zusammengestellt zu haben: Nicht jede Information ist für jeden Patienten wichtig. Wer kein Asthma hat, den interessiert es zum Beispiel wenig, wie ein Inhalationsspray korrekt zu verwenden ist. Damit Sie die Hinweise schnell finden, die für Sie wesentlich sind, haben wir auf Seite 28 ein kleines Register der Arzneiformen erstellt. Ab Seite 156 finden Sie ein ausführlicheres.
Wir möchten Ihnen den Umgang mit Medikamenten so leicht wie möglich machen. Die Tipps, die Ihre Apotheke Ihnen beim Kauf eines Arzneimittels oder beim Einlösen eines Rezepts mit auf den Weg gegeben hat, können Sie hier noch einmal schwarz auf weiß nachlesen. Wenn sich dabei Fragen ergeben oder wenn Sie finden, dass in diesem Buch der eine oder andere wichtige Hinweis fehlt, dann nehmen Sie mit uns Kontakt auf.

▷ **Postanschrift:**
Wort und Bild Verlag
Redaktion „So wirkt's!"
Konradshöhe 1
82065 Baierbrunn.

Oder per **E-Mail** an:
so-wirkts@wortundbildverlag.de.
Im **Internet** finden Sie unter www.so-wirkts.de weitere Informationen darüber, was Sie zur Einnahme und Anwendung von Medikamenten wissen sollten. Dort können Sie uns auch Ihre Probleme und Erfahrungen im Umgang mit Ihren Arzneien mitteilen.

Eine Fundgrube für Informationen zu Arzneimitteln ist zudem die **Apotheken Umschau,** alle 14 Tage neu in Ihrer Apotheke.

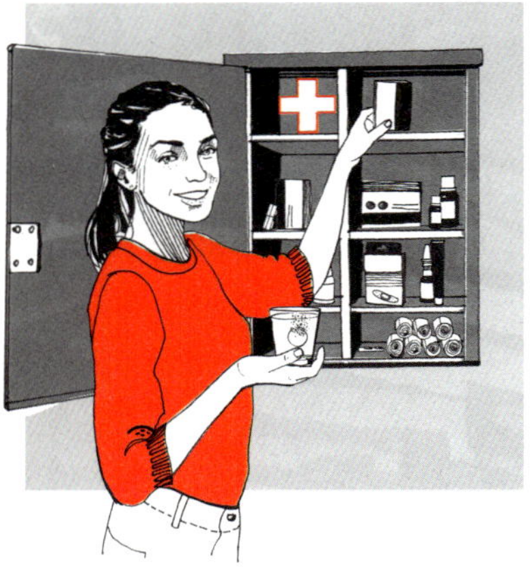

Im Notfall schnell zur Hand: Die Hausapotheke

Mitten in der Nacht kommt das Fieber. Der Magen-Darm-Infekt hat sich ausgerechnet den Sonntag ausgesucht, um die ganze Familie lahmzulegen. Die Hausarztpraxis hat geschlossen, die Apotheke vor Ort auch. Neun von zehn Deutschen waren schon einmal froh, dass sie in einem Notfall Medikamente oder Verbandmaterial zu Hause griffbereit hatten. Sie auch? Hier finden Sie die wichtigsten Tipps rund um das SOS-Set für den eigenen Haushalt.

Wo bewahre ich die Hausapotheke am besten auf?

- Nicht im Badezimmer! Trotzdem ist das der beliebteste Lagerungsort für Medikamente. Doch Feuchtigkeit und Wärme können den Wirkstoffen der Arzneien schaden. Aus diesem Grund kommt auch die Küche nicht infrage.
- Ideal ist ein kühler, trockener Platz in einem Raum, etwa dem Schlafzimmer oder dem Flur, den die Sonne nicht anstrahlt.
- Die Hausapotheke sollte schnell erreichbar, aber gleichzeitig gut geschützt sein vor dem Zugriff von Kindern. Im Idealfall befinden sich Arzneimittel und Verbandmaterial in einem Kästchen, das man abschließen kann.

Wie bewahre ich die Hausapotheke am besten auf?

- Die Arzneimittel in ihrer Originalverpackung lassen. So sind sie vor Licht und Staub geschützt – und es sieht auch gleich viel ordentlicher aus im Notfall-Set.
- Er ist unübersichtlich und schlecht zu falten – trotzdem besser zu jedem Medikament den Beipackzettel aufbewahren. Er enthält wichtige Infos, etwa über die richtige Dosierung oder mögliche Nebenwirkungen. Alles Wissenswerte rund um dieses Dokument finden Sie ab Seite 20.

- Nicht in die Hausapotheke gehören Reste rezeptpflichtiger Mittel, die der Arzt gegen eine akute Erkrankung verordnet hat – zum Beispiel eine Kortisonsalbe gegen ein Ekzem. Zu groß wäre eventuell die Versuchung, vermeintlich bekannte Symptome auf eigene Faust mit einem solchen Präparat zu behandeln.
- Großvorräte machen übrigens keinen Sinn. Eine Arznei-Ausstattung für circa drei Monate reicht völlig aus. Sonst wird es umso wahrscheinlicher, dass viele Medikamente verfallen.

Wie lange sind meine Medikamente haltbar?

- Auf jeder Arzneimittelpackung steht das Haltbarkeitsdatum. Dieses unbedingt beachten! Nach Ablauf des Datums ist nicht sicher, dass das Präparat noch optimal wirkt. Der Pharmahersteller haftet ab diesem Zeitpunkt nicht mehr für etwaige Schäden.
- Achtung: Bei manchen Medikamenten ist nicht nur das Haltbarkeitsdatum wichtig. Sie dürfen ab Anbruch der Packung nur eine bestimmte Zeit verwendet werden. Besonders häufig ist dies bei Flüssigkeiten der Fall, zum Beispiel bei Säften. Auch Augentropfen sollten sechs Wochen nach Anbruch entsorgt werden. Tipp: Notieren Sie auf der Verpackung das Datum, wann Sie diese angebrochen und das Präparat zum ersten Mal benutzt haben.
- Schließlich gibt es die Medikamente, die aus hygienischen Gründen nicht lange aufbewahrt werden sollten. Beispiel Nasenspray: Hatte es bereits Kontakt mit einer verschnupften Nase, besser nicht mehr weiter in der Hausapotheke lagern. Der Nächste, der das Nasenspray benutzt, könnte sich sonst mit den anhaftenden Keimen anstecken.

Zeit zum Ausmisten

- Einmal pro Jahr ist es Zeit, die Hausapotheke zu kontrollieren. Was fehlt, was muss weg?
- Ist auf der Verpackung kein Haltbarkeitsdatum mehr zu lesen, dürfte das Arzneimittel mindestens ein paar Jahre alt sein. Sicherheitshalber nicht mehr verwenden.
- Bei der Kontrolle des SOS-Sets nicht nur auf das Haltbarkeitsdatum verlassen. Vor allem bei bereits angebrochenen Medikamenten auch auf Geruch und Aussehen achten. Die Tablette hat ihre Farbe verändert? Das Dragee hat einen Riss? Das Zäpfchen ist verformt? Der Hustensaft riecht seltsam? Dann besser weg damit!
- Nur wohin? Wie Privathaushalte Arzneien entsorgen sollen, ist in Deutschland nicht einheitlich geregelt. Eines gilt aber überall: nicht in die Toilette oder Spüle kippen! Eine mögliche Alternative ist der Hausmüll. Manche Kommunen halten spezielle Container am Recyclinghof bereit oder organisieren Schadstoff-Sammlungen. Auch viele Apotheken nehmen zu entsorgende Medikamente an. Allerdings ist dieser Service freiwillig, rechtlich verpflichtet sind die Apotheken dazu nicht.

Checkliste Hausapotheke

Das sollten Sie stets bei sich zu Hause haben:

Verbandmittel

- ☐ 2 Mullbinden, 6 cm breit
- ☐ 2 Mullbinden, 8 cm breit
- ☐ je 1 Verbandpäckchen klein, mittel, groß
- ☐ 1 Rolle Heftpflaster
- ☐ 1 Packung Pflasterstrips
- ☐ 1 Wundschnellverband 6 cm
- ☐ 1 Wundschnellverband 8 cm
- ☐ Verbandwatte
- ☐ 6 Sicherheitsnadeln
- ☐ Verbandklammern
- ☐ Splitterpinzette
- ☐ 1 Dreiecktuch
- ☐ 1 Verbandschere
- ☐ Kompresse für Brandverletzungen

Arzneimittel

- ☐ Schmerzmittel (z.B. mit den Wirkstoffen Ibuprofen, Acetylsalicylsäure oder Paracetamol)
- ☐ Halstabletten
- ☐ Durchfallmittel
- ☐ Elektrolytersatz bei Durchfallerkrankungen
- ☐ Mittel gegen Insektenstiche
- ☐ Wunddesinfektionsmittel
- ☐ Mittel gegen Sodbrennen
- ☐ Mittel gegen Lippenherpes (Fieberbläschen)

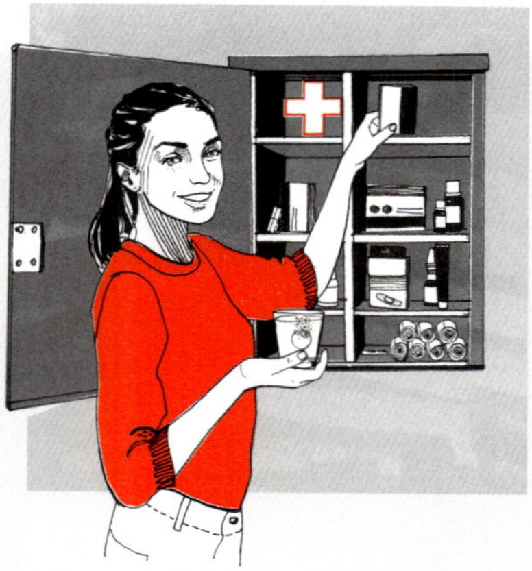

Krankenpflegeartikel

- ☐ Fieberthermometer
- ☐ Mundspatel
- ☐ Feindesinfektionsmittel

Sonstiges

Notfalladressen und Telefonnummern (s. vordere Buchklappe)
Erste-Hilfe-Anleitung (s. hintere Buchklappe)

Notizen ______________________________

____

____

____

____

____

____

____

____

Ihre Apotheke berät Sie dazu gerne

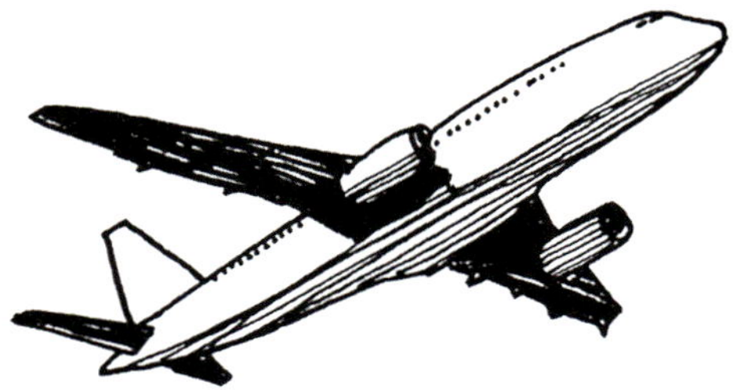

Für den Notfall überall dabei: Die Reiseapotheke

Krank im Urlaub – das wünscht sich natürlich niemand. Passiert es dann doch, kann es sich durchaus kompliziert gestalten, vor Ort die benötigten Medikamente zu erhalten. Vielleicht versteht man die Sprache nicht. Oder die medizinische Versorgung entspricht nicht den Standards, die man in Deutschland gewohnt ist. Deshalb besser eine Reiseapotheke mitnehmen mit Mitteln gegen die häufigsten Beschwerden wie Magen-Darm-Probleme oder Kopfschmerzen. Hier finden Sie die wichtigsten Tipps für das Notfall-Paket in der Ferne.

Wie transportiere ich Arzneimittel im Flugzeug?

- Am besten im Handgepäck. Das gilt vor allem für Medikamente, die Sie dringend benötigen. Denn aufgegebenes Gepäck kann verloren gehen oder verspätet ankommen. Außerdem ist nicht ausgeschlossen, dass die Temperatur im Gepäckraum während des Fluges unter den Gefrierpunkt sinkt. Die meisten Säfte, Salben, Cremes oder Tropfen zersetzen sich bei solch extremen Bedingungen. Präparate zur Injektion, wie etwa Insulin für Diabetiker, büßen ihre Wirksamkeit ein.
- Doch Achtung: Für das Handgepäck gelten strenge Regelungen. Wer Medikamente mitführt, die unter das Betäubungsmittelgesetz fallen, muss für die Sicherheitskontrolle eine Bescheinigung seines Arztes dabeihaben. Dieser muss schriftlich – und am besten in englischer Sprache – bestätigen, dass ein Transport der Arzneien zwingend notwendig ist. Auch wer Spritzen mitnimmt, zum Beispiel wegen Diabetes oder Thrombosen, vermeidet mit einer ärztlichen Bescheinigung Missverständnisse.
- Arzneien unterliegen zudem den Vorschriften für Flüssigkeiten im Handgepäck. Maximal 100 Milliliter pro Behälter und insgesamt höchstens ein Liter dürfen

in Tasche, Rucksack oder Trolley verstaut werden. Vergewissern Sie sich vor Abflug bei Ihrer Fluglinie oder dem Reiseveranstalter.

- Sie wollen Ihre Reiseapotheke lieber im Koffer aufgeben? Dann alle Arzneien gut verschließen und stoßsicher verpacken.

Wie transportiere ich Medikamente im Auto?

- Hitze stellt ein großes Problem dar. Ungeeignet für die Aufbewahrung ist deshalb das Handschuhfach, wo sich ein Wärmestau entwickeln kann. Die Rückbank empfiehlt sich ebenfalls nicht für den Transport von Medikamenten, dort sind sie nicht vor direkter Sonneneinstrahlung geschützt. Der beste Platz ist unter dem Fahrer- oder Beifahrersitz. Aber auch dort kann es unter Umständen zu warm werden, etwa wenn das geparkte Fahrzeug tagsüber lange in der prallen Sonne steht.
- Sehr hitzeempfindliche Präparate können Sie eventuell in einer Kühltasche mitnehmen. Fragen Sie vorab in der Apotheke um Rat.

Tipps für alle Reisenden, die dauerhaft Medikamente nehmen müssen

- Nehmen Sie mehr mit, als für die geplante Reisedauer notwendig wäre. Man weiß nie, ob sich nicht zum Beispiel der Rückflug verzögert.
- Fertigen Sie eine Liste an mit den Namen der Präparate sowie den Wirkstoffbezeichnungen. Damit kannn auch ein Apotheker im Ausland etwas anfangen.
- Für den Fall, dass Sie sich im Urlaubsland ein verschreibungspflichtiges Medikament besorgen müssen: Rezept und Attest Ihres behandelnden Arztes mitnehmen.
- Vorsicht bei Psychopharmaka und Opiaten (starke Schmerzmittel): Manche Länder verbieten es strikt, solche Präparate einzuführen. Andere erlauben es, sofern der Reisende eine ärztliche Bescheinigung vorlegen kann. Tipp: vorab bei der Botschaft des Urlaubslandes erkundigen.
- Führt Sie die Urlaubsreise eine größere Strecke in Richtung Osten oder Westen, kann sich die Zeitverschiebung auf den Einnahmerhythmus der Medikamente auswirken. Bei Mitteln, die ein- oder zweimal am Tag genommen werden, am besten vom Arzt beraten lassen. Bei einem Flug nach Westen, der den Tag verlängert, ist eventuell eine zusätzliche Dosis nötig. Bei einem Flug nach Osten müssen Sie eventuell eine Dosis reduzieren oder sogar weglassen. Nach dieser Anpassung können Sie am Zielort die Medikamente weiter zur gewohnten Uhrzeit einnehmen.
- Einzige Ausnahme: die ausschließlich gestagenhaltige Minipille zur Empfängnisverhütung. Wer auch im Urlaub damit verhüten will, sollte die Zeitumstellung in kleinen Schritten vornehmen. Das kann bedeuten, dass Sie sich einen Wecker stellen müssen. Meistens ist es einfacher, für die Dauer des Urlaubs eine andere Verhütungsmethode zu wählen.

Checkliste Reiseapotheke

Unsere Liste dient als Anhaltspunkt. Wenn Ihre Reise in entfernte Gegenden mit schlechter Arzneiversorgung geht, kann es nötig sein, weitere Mittel mitzunehmen. Lassen Sie sich dazu in Ihrer Apotheke beraten. Das gehört in die Standard-Reiseapotheke:

Verbandmaterial

- ☐ Wundschnellverband, 6 cm breit
- ☐ Alternativ: Pflasterstrips
- ☐ Mullbinden in 2 bis 3 Größen, nicht elastisch und elastisch
- ☐ Elastische Binden mit Klammern
- ☐ 1 Päckchen sterile Kompressen, 10 x 10 cm
- ☐ 1 Rolle Heftpflaster, schmal
- ☐ Schere
- ☐ Pinzette
- ☐ Verbandpäckchen, klein

Krankenpflegeartikel

- ☐ Fieberthermometer (unbedingt digital)

Arzneimittel

- ☐ Wunddesinfektionsmittel
- ☐ Brand- und Wundsalbe
- ☐ Mittel gegen Sonnenbrand und Allergie
- ☐ Mittel gegen Lippenherpes (Fieberbläschen)
- ☐ Schmerzmittel (z. B. mit den Wirkstoffen Ibuprofen, Acetylsalicylsäure oder Paracetamol)
- ☐ Mittel gegen Durchfall (z. B. mit dem Wirkstoff Loperamid, Uzaratinktur, Kohletabletten)

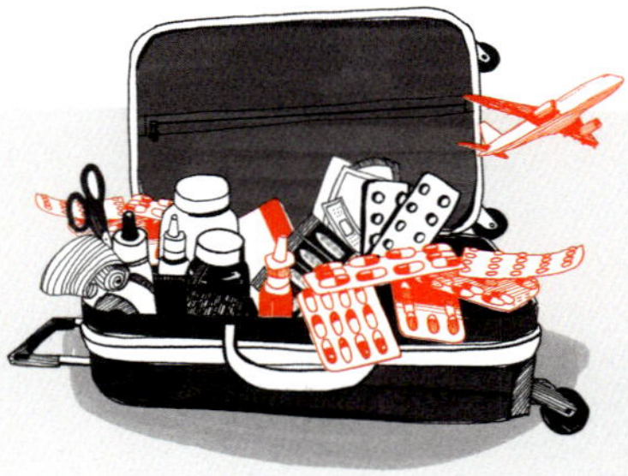

- ☐ Mittel zum Ausgleich von Salzverlusten bei Durchfall
- ☐ Evtl. Lärmschutz
- ☐ Beruhigungs- und Schlafmittel
- ☐ Mittel gegen Reisekrankheit
- ☐ Sonnenschutzmittel
- ☐ Insektenschutzmittel (Repellents)
- ☐ Gel gegen Prellungen und Verstauchungen
- ☐ Mittel gegen Sodbrennen und Magenübersäuerung
- ☐ Mittel gegen Halsschmerzen, Schnupfen und Husten

- ☐ Denken Sie auch an Mittel gegen Beschwerden, die Sie oft ereilen – etwa an eine Hämorridensalbe, ein Kreislaufmittel, ein Präparat gegen Fußpilz oder gegen Verstopfung.

Notizen

Ihre Apotheke berät Sie dazu gerne

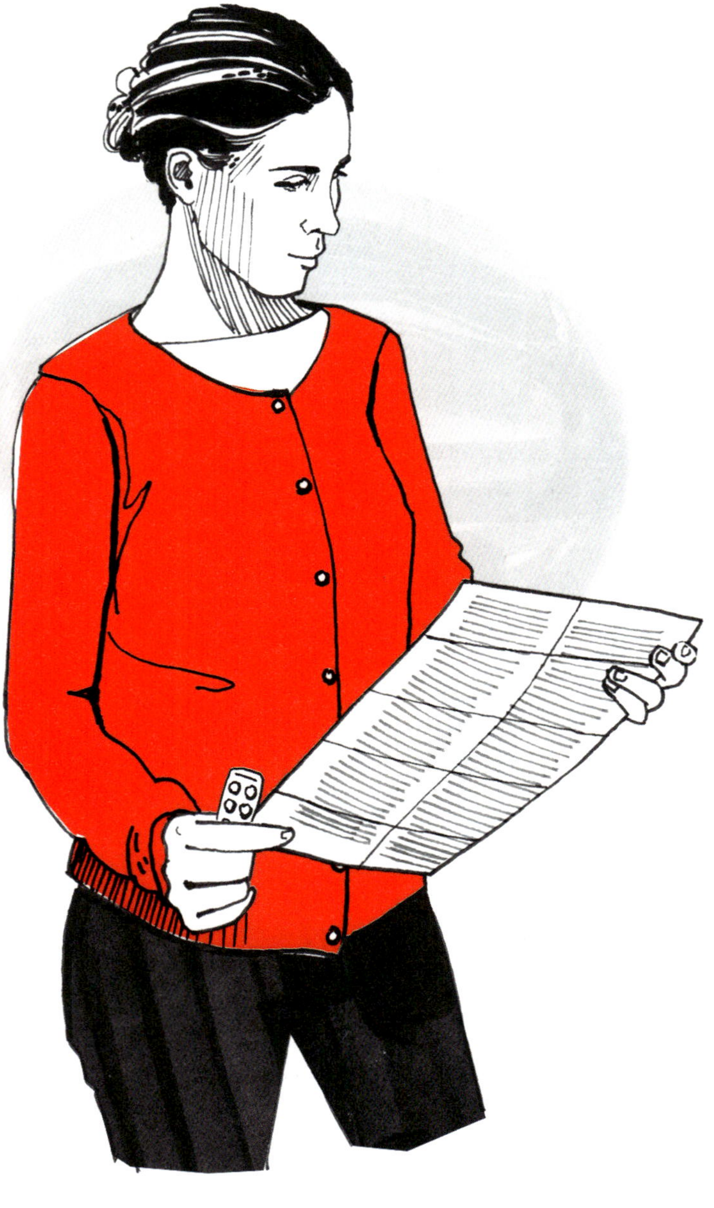

Unübersichtlich, aber auch unentbehrlich: Beipackzettel

Eine unterhaltsame Lektüre, der man sich gerne widmet – nein, das sind Packungsbeilagen nicht. Muss auf diesen Zetteln wirklich so viel stehen? Braucht es all die Fachausdrücke? Was das Dokument beinhalten muss, schreibt der Gesetzgeber genau vor. Für die Pharmahersteller ist der Beipackzettel in erster Linie dazu da, rechtlich möglichst auf der sicheren Seite zu sein. Der Patient klagt, weil seine Schmerztabletten ein Magengeschwür verursacht haben? Dann hat die Firma in der Regel nichts zu befürchten, sofern sie im Beipackzettel auf das mögliche Risiko hinweist. Welche Passagen Sie auf jeden Fall lesen sollten und was diese bedeuten: Hier haben wir wichtige Tipps zum Beipackzettel zusammengestellt.

Anwendungsgebiete (Indikationen)

Nicht erschrecken, die Liste kann sehr lang sein. Hier sind alle Krankheiten aufgeführt, gegen die das Medikament wirkt. Die Verordnung des Arztes bedeutet nicht, dass er alle diese Erkrankungen bei Ihnen festgestellt hat oder vermutet. Nicht für alle Anwendungsgebiete existiert ein verständlicher deutscher Ausdruck. Deshalb stehen in diesem Abschnitt zahlreiche Fremd- und Fachwörter.
Ihre Erkrankung suchen Sie in der Liste vergeblich? Dann handelt es sich vielleicht um einen sogenannten Off-Label-Gebrauch. Ärzte dürfen Arzneien auch für Anwendungsgebiete verschreiben, für die das Mittel eigentlich gar nicht zugelassen ist. Das passiert nur ausnahmsweise und in erster Linie im Bereich der Kinder- und Jugendmedizin. Achtung: In solchen Fällen ist nicht gesichert, dass die Krankenkasse die Kosten übernimmt.

Gegenanzeigen (Kontraindikationen)

Volle Aufmerksamkeit, bitte! Dieser Abschnitt des Beipackzettels ist für Patienten besonders wichtig. Er erläutert, bei welchen Erkrankungen oder unter welchen Umständen das Medikament nicht eingenommen werden darf. Manche Mittel sind zum Beispiel gefährlich für Menschen mit Asthma oder einem Magengeschwür. Ist eine Frau schwanger oder stillt sie, können manche Wirkstoffe dem Kind schaden.

Trifft ein Punkt zu, der unter Gegenanzeigen gelistet ist? Dann sofort den Arzt oder Apotheker informieren.
Über eine sogenannte relative Kontraindikation kann sich der Arzt in besonderen Ausnahmefällen hinwegsetzen, zum Beispiel wenn das betreffende Medikament das einzige ist, das gegen eine lebensbedrohliche Erkrankung wirkt. Eine absolute Kontraindikation dagegen verbietet den Einsatz der Arznei unter allen Umständen.

Wechselwirkungen

Nimmt jemand zwei oder mehr Medikamente ein, können diese sich gegenseitig beeinflussen. Zum Beispiel kann die Wirkung des einen schwächer werden, die des anderen stärker. Die Ausführungen dazu im Beipackzettel sind meist sehr kompliziert und für viele medizinische Laien nur schwer zu verstehen. Zur Klärung besser das Gespräch mit dem Arzt oder Apotheker suchen.

Achtung:

Auch bei rezeptfreien Mitteln sind Wechselwirkungen möglich. Menschen, die Präparate gegen Bluthochdruck nehmen, müssen deshalb bei manchen Mitteln gegen Erkältungsbeschwerden vorsichtig sein. Und nicht nur Arzneien können sich in der Wirkung gegenseitig beeinflussen; auch manche Getränke und Nahrungsmittel spielen eine Rolle. Besonders oft trifft das zu auf Kaffee, Milchprodukte, Grapefruitsaft und Alkohol. Medikamente daher nurmit Wasser schlucken. Bei manchen Mitteln müssen Sie für die Dauer der Therapie auf Grapefruitsaft verzichten, weil dieser die Wirkung un unvorhersehbarer Weise verstärken, aber auch bis zum Wirkverlust abschwächen kann.

Nebenwirkungen

Dieser Teil bereitet Beipackzettel-Lesern in der Regel das größte Kopfzerbrechen. Studien zeigen sogar, dass die möglichen Nebenwirkungen viele davon abhalten, ein Medikament zu nehmen.

Der wichtigste Tipp lautet deshalb: Lassen Sie sich nicht verunsichern!

Pharmahersteller sind verpflichtet, alle Nebenwirkungen, die jemals bei der Erprobung und Anwendung der Arznei vorgekommen sind, in der Packungsbeilage zu nennen. Wie häufig diese aufgetreten sind oder wie schwerwiegend sie waren, spielt dabei keine Rolle.
Um Patient, Arzt und Apotheker zumindest einen gewissen Anhaltspunkt zu bieten, haben sich folgende Formulierungen durchgesetzt:

Sehr häufig: Die Nebenwirkung kommt bei mehr als jedem zehnten Patienten vor.
Häufig: Die Nebenwirkung kommt bei jedem zehnten bis hundertsten Patienten vor.

Gelegentlich: Die Nebenwirkung kommt in einem von hundert bis in einem von tausend Fällen vor.
Selten: Die Nebenwirkung kommt bei jedem tausendsten bis zehntausendsten Patienten vor.
Sehr selten: Die Nebenwirkung kommt bei weniger als einem von zehntausend Patienten vor.

Ob eine Nebenwirkung tatsächlich auftritt, hängt von unterschiedlichen Faktoren ab. Etwa davon, in welcher Dosis und über welchen Zeitraum das Arzneimittel eingenommen wird.

Warnhinweise

Diese sollten Sie unbedingt lesen.
Viele der Informationen betreffen unmittelbar den eigenen Lebensalltag. Gilt etwa nach der Einnahme des Medikaments das Autofahren oder das Bedienen großer Maschinen als bedenklich, steht das in diesem Abschnitt.
Außerdem erfahren Patienten hier, ob ihre Arznei eine Substanz enthält, gegen die viele Menschen allergisch sind – zum Beispiel manche Konservierungsmittel. Oder ob das Mittel das Ergebnis von Labortests verfälschen könnte, etwa die Messung des Blutzuckerspiegels.

Dosierung und Art der Einnahme

Jede Packungsbeilage empfiehlt eine bestimmte Dosierung und Art der Anwendung. Daran sollten Patienten sich unbedingt halten – sofern ihnen der Arzt nichts anderes gesagt hat. Wichtig ist auch, ob das Medikament zu einer Mahlzeit oder unabhängig von Nahrungsmitteln eingenommen werden soll. Speisen und Getränke können die Aufnahme des Wirkstoffs in den Körper stark beeinflussen.
Hier lesen Sie, was die folgenden Angaben auf dem Beipackzettel bedeuten.

Nüchtern: Nehmen Sie das Medikament 30 bis 60 Minuten vor der nächsten Mahlzeit oder frühestens zwei Stunden nach der letzten Mahlzeit ein.
Vor dem Essen: Nehmen Sie das Arzneimittel ungefähr eine halbe Stunde vor der nächsten Mahlzeit ein.
Zum Essen: Nehmen Sie das Mittel entweder während der Mahlzeit oder unmittelbar danach ein.
Nach dem Essen: Dieser Einnahmehinweis ist sehr ungenau. In den meisten Packungsbeilagen wird die Angabe deshalb konkretisiert, zum Beispiel: eine Stunde nach dem Essen.
Unabhängig von der Mahlzeit: Sie können das Medikament zu einem beliebigen Zeitpunkt einnehmen.

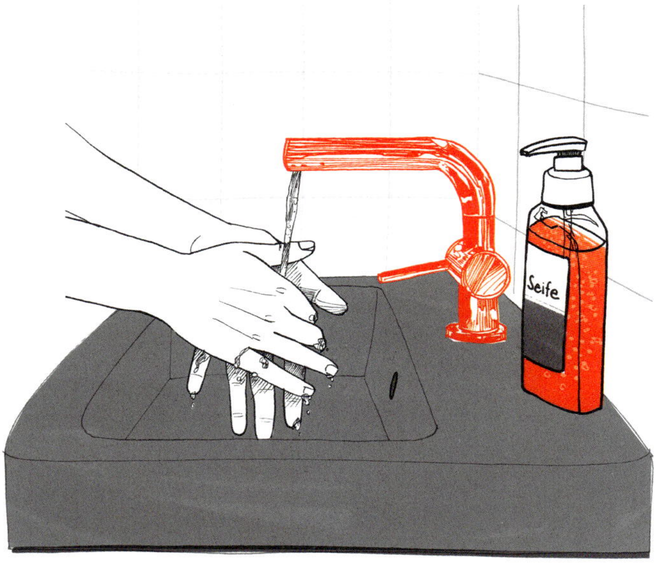

Hygiene-Regeln für den Alltag

Auch wenn Erkältungen zwischen November und März am häufigsten vorkommen, hat das nicht unbedingt mit der Kälte zu tun. Atemwegsinfekte werden meistens durch Viren, seltener durch Bakterien verursacht. Wir infizieren uns, wenn erkrankte Menschen uns anniesen oder anhusten. Aber auch beim Händekontakt oder beim Berühren von Flächen, auf denen Krankheitserreger lauern, kann man sich einen Infekt einhandeln. Dass das kein zwangsläufiger Vorgang ist, sondern sich so manche Infektion durch ein bisschen Hygiene im Alltag vermeiden lässt, hat das Jahr 2020 eindrucksvoll gezeigt. Infolge der Maßnahmen, die zum Schutz vor dem Coronavirus ergriffen wurden (Abstand halten, Händehygiene, Alltagsmaske tragen und häufig lüften), gingen auch andere Atemwegsinfektionen deutlich zurück. Deshalb hier noch einmal die wichtigsten Hygienemaßnahmen im Überblick:

Händeschütteln muss nicht sein

Händeschütteln, Umarmen oder gar ein Bussi, das hilft Schnupfenviren sich auszubreiten. In vielen Arztpraxen und Krankenhäusern wird deshalb schon seit Längerem auf den Händedruck verzichtet, machen Sie es auch so. Vor allem wenn Sie mit Erkältungsbeschwerden unterwegs sind, ist es rücksichtsvoll, mit Hinweis auf den Infekt auf das Händeschütteln zu verzichten. „Hand vors Gesicht, wenn du husten oder niesen musst!“ Das haben die vor 1970 Geborenen von ihren Eltern gelernt. Das ist auch besser, als die virenbeladenen Tröpfchen in der Umgebung zu verteilen, aber es geht noch besser: Achten Sie im Falle einer Erkältung darauf, in die Ellenbeuge zu husten oder zu niesen. Dann kleben die Keime nicht an Ihrer Hand und Sie geben sie nicht weiter, wenn Sie etwas anfassen.

Waschen Sie sich häufig die Hände

Die meisten Viren sind recht empfindlich gegen Seife und Wasser.

- **Waschen Sie sich häufig die Hände, immer wenn Sie Personenkontakt hatten, wenn Sie von draußen nach Hause kommen oder vor dem Essen.**
- **Wer Kontakt mit Tieren hatte, sollte sich auch die Hände waschen.**
- **Nicht aus Hygienegründen, aber dennoch empfehlenswert ist das Händewaschen vor der Anwendung von Arzneimitteln oder Kosmetikprodukten.**
- **Gründlichkeit ist wichtig: Das Händewaschen sollte etwa 30 Sekunden dauern. Das Wasser sollte warm sein, aber es ist nicht nötig, dass es unangenehm wird.**
- **Wichtig ist gründliches Einseifen: Handrücken, alle Finger, Fingerzwischenräume und die Nägel nicht vergessen.**

Vorsicht mit Desinfektionsmitteln

Experten sind sich einig, dass für die normale Alltagshygiene die genannten Maßnahmen ausreichen. Der Gebrauch von Hand- oder Flächendesinfektionsmitteln ist im Alltag unnötig. Wenn in einer Familie infektiöse Magen-Darm-Erkrankungen grassieren, kann es sinnvoll sein, Flächen und verunreinigte Gegenstände mit Desinfektionsmittel zu behandeln. Das sollte aber der Arzt empfehlen.

Lüften, aber richtig

Die abgestandene Raumluft zu erneuern ist nicht nur zu Pandemiezeiten eine gute Idee. Damit es einen nennenswerten Luftaustausch gibt, sollten Sie Fenster richtig weit öffnen, und nicht nur eines, sondern zwei, damit die Luft in Bewegung kommt. Wenn der Raum nur ein Fenster hat, dann öffnen Sie die Tür für ordentlichen Durchzug. Drei- bis viermal am Tag sollten Sie so für Frischluft sorgen.

Nicht selten ist das, was an einem Medikament wirkt, bloß ein Krümel eines bitter schmeckenden Wirkstoffs oder ein Tropfen einer heilenden Substanz. Bevor damit Krankheiten therapiert und Beschwerden gelindert werden können, muss der Wirkstoff zu einer Arzneiform verarbeitet werden – zu einer Tablette, einem Sirup oder einem Zäpfchen. Pharmazeuten sprechen von verschiedenen Darreichungsformen.
Damit diese Arzneimittel richtig wirken, müssen sie korrekt angewendet werden. Eine Übersicht der gängigsten Arzneiformen von A bis Z und die wichtigsten pharmazeutischen Beratungstipps haben wir auf den folgenden Seiten aufgeführt. Vielleicht ist auch die Lösung für Ihr Arzneiproblem dabei. Wenn nicht, dann schreiben Sie uns.

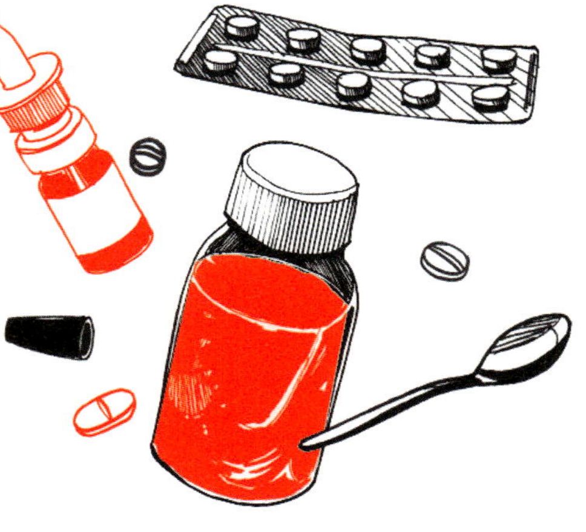

Von Augensalbe bis Zäpfchen: Die wichtigsten Arzneiformen

Kleines Register der Arzneiformen

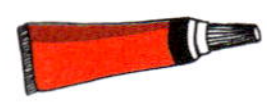

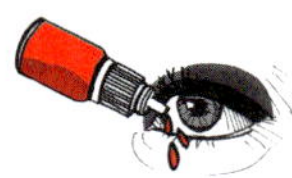

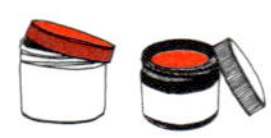

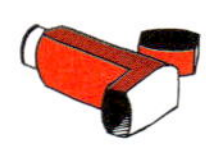

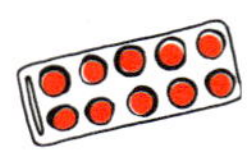

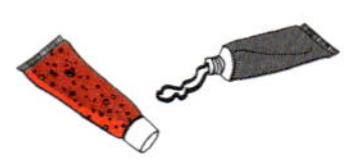

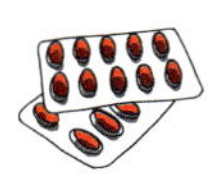

Empfohlene Dosis:

Empfohlene Dosis:

Empfohlene Dosis:

Geöffnet am

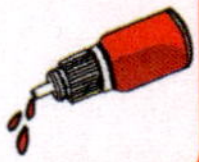

Geöffnet am

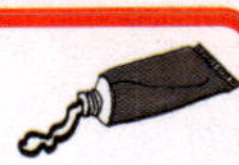

Geöffnet am

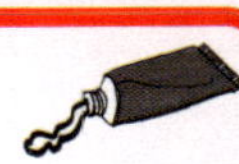

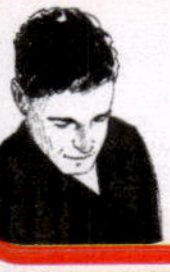

Medikament für

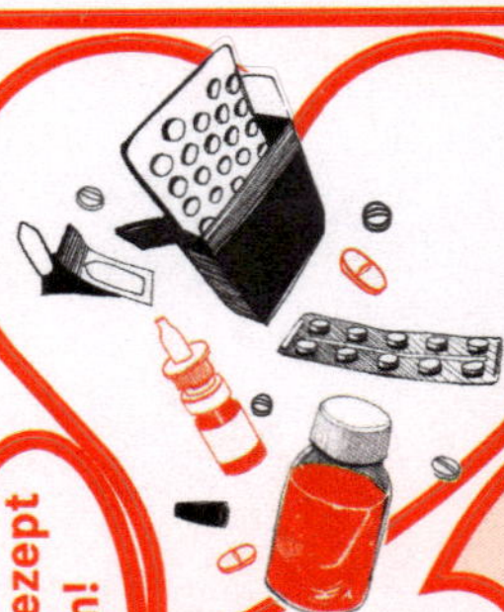

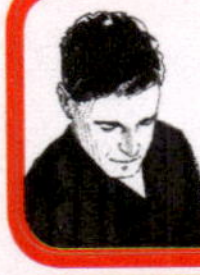

Medikament für

Medikament für

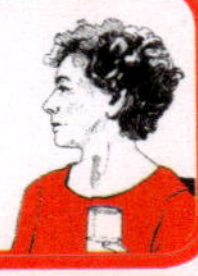

Medikament für

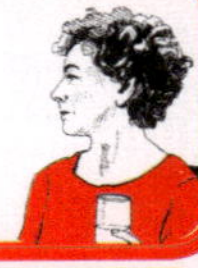

Neues Rezept holen!

Neues Rezept holen!

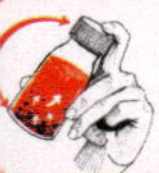

Schütteln nicht vergessen!

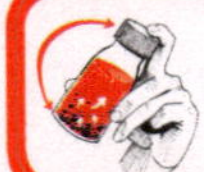

Schütteln nicht vergessen!

❍ Zum Essen einnehmen

❍ Nüchtern einnehmen

❍ Zum Essen einnehmen

❍ Nüchtern einnehmen

❍ Zum Essen einnehmen

❍ Nüchtern einnehmen

Hilft gegen

Hilft gegen

Hilft gegen

Haltbar bis:

Haltbar bis:

Haltbar bis:

Medikament für

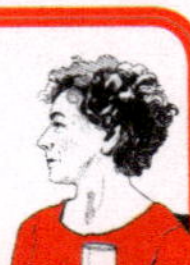

APOTHEKEN Umschau

www.so-wirkts.de

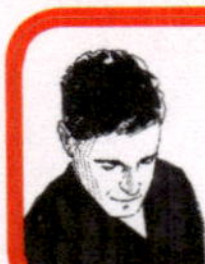

Medikament für

-mal täglich!

-mal täglich!

-mal täglich!

-mal täglich!

-mal täglich!

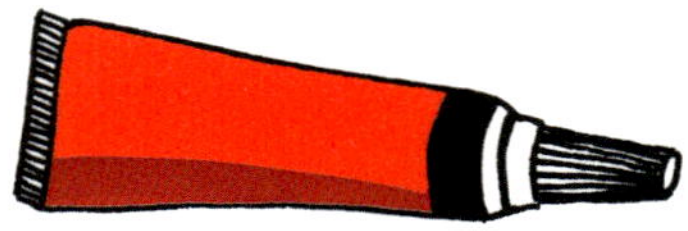

Augensalbe

Streichfähige Arznei zur Anwendung im Bindehautsack.

- Bevorzugt abends verwenden, denn die Salbe kann das Sehvermögen beeinträchtigen.
- Hände vorher gut waschen und die Spitze der Tube nicht berühren.
- Vor dem Spiegel auftragen oder eine andere Person um Hilfe bitten.
- Augen danach schließen und mit geschlossenen Lidern nach rechts und links blicken.
- Wenn nicht anders verordnet, wird ein Salbenstrang von 5 mm Länge in den Bindehautsack gegeben.
- Die Tuben sind oft klein und empfindlich. Wer manuell eingeschränkt ist, lässt sich die Tube in der Apotheke öffnen.

Häufige Anwendungsgebiete: Bindehautentzündung, Entzündung am Auge, grüner Star (Glaukom)

1

Salben fürs Auge sind steril und enthalten besonders reizarme Bestandteile. In einer Augensalbe sind Arzneistoffe länger wirksam, der Patient muss sie seltener anwenden.

1

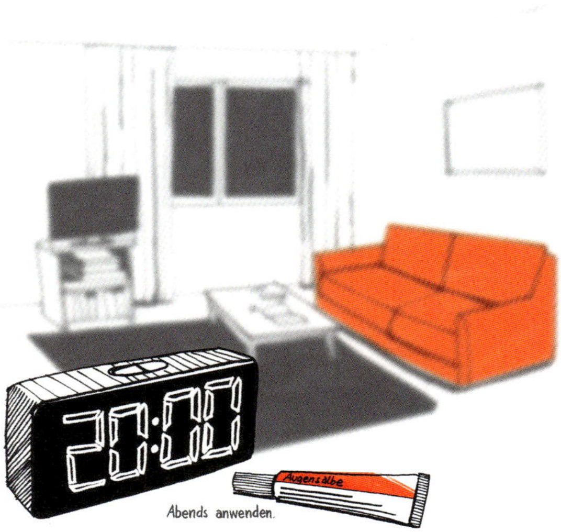

▷ **Das Problem:**

Mit der Augensalbe sehe ich alles verschwommen.

Das unscharfe Sehen kann nach Anwendung einer Salbe bis zu einer halben Stunde andauern. Das ist zwar unangenehm, aber normal.

▷ **Die Lösung:**

Augensalben haben den Vorteil, dass sie länger wirken als Augentropfen. Ihr Nachteil ist, dass sie für eine bestimmte Zeit die Sicht beeinträchtigen. Daher sollten Sie die Anwendungsdauer der Salbe zeitlich immer einplanen. Verwenden Sie Augensalben bevorzugt abends, wenn Sie das schlechte Sehen nicht stört.

Tipp:

Autofahrten und Tätigkeiten, bei denen die unscharfe Sicht Sie gefährden könnte, sollten Sie nach der Anwendung unbedingt vermeiden. Vor der Anwendung der Augensalbe sollten Sie Kontaktlinsen herausnehmen, falls Sie welche tragen (s. auch dazu Seite 38)

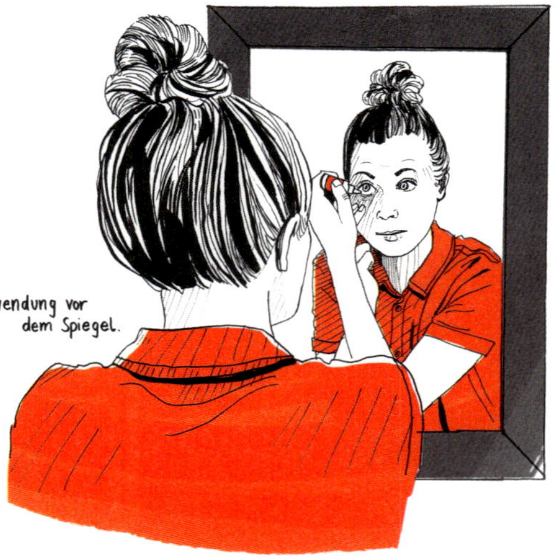

> **Das Problem:**

Ich treffe den Bindehautsack nicht, weil ich zittere.

Augensalben werden wie Augentropfen in den Bindehautsack gegeben, also in jenen Spalt, der entsteht, wenn Sie das untere Augenlid etwas herunterziehen.

> **Die Lösung:**

Der Spalt am Bindehautsack des Auges ist sehr schmal – vor allem für ältere Menschen eine Zitterpartie. Leichter geht es, wenn Sie das Medikament vor einem Spiegel anwenden. Wenn das auch nicht klappt, bitten Sie eine andere Person um Hilfe.

Tipp:

Vor der Anwendung der Augensalbe sollten Sie die Hände immer gut waschen und die Spitze der Tube nicht berühren. Die Augen nach der Anwendung schließen und mit geschlossenen Lidern nach rechts und links blicken.

2

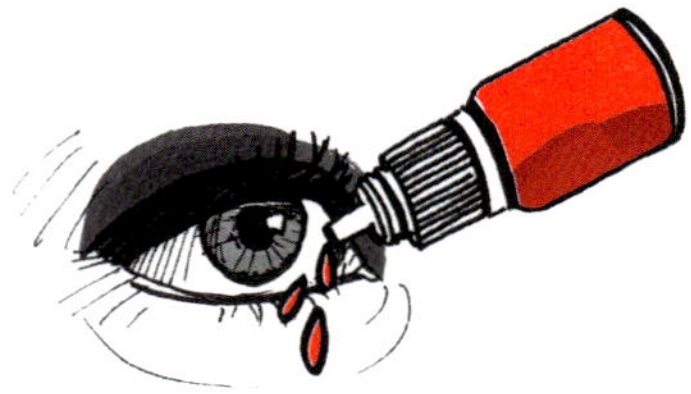

Augentropfen

Flüssige Arznei, die in den Bindehautsack getropft wird. Sie ist steril und isotonisch, also an den Salzgehalt der Tränenflüssigkeit angepasst.

- Beim Tropfen den Kopf in den Nacken legen, das Unterlid nach unten ziehen, den Blick nach oben richten.
- Danach für eine Minute die Augen schließen.
- Ein-Dosis-Systeme sind praktisch für unterwegs und meist frei von Konservierungsmitteln.

Häufige Anwendungsgebiete: grüner Star (Glaukom), Bindehautentzündung, trockene Augen

2

Damit Wirkstoffe in Tropfenform sicher im Auge ankommen, gibt es einige hilfreiche Tipps.

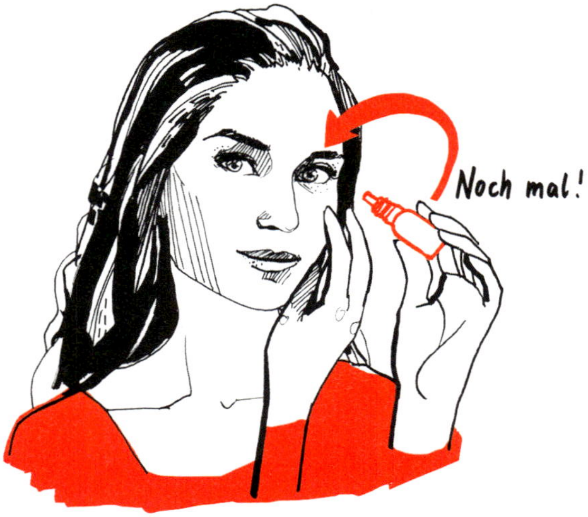

▷ **Das Problem:**

Ich glaube, ich habe danebengetropft.

Augentropfen anzuwenden ist nicht ganz einfach. Idealerweise landet der Tropfen im Spalt zwischen dem Augapfel und dem etwas herabgezogenen Unterlid.

▷ **Die Lösung:**

Sie sind sich nicht sicher, ob Sie getroffen haben? Kein Problem, die Anwendung kann bedenkenlos wiederholt werden. Da der Bindehautsack nur die Menge eines Tropfens fasst, ist eine Überdosierung, etwa bei Antibiotika gegen Augenentzündungen oder Mitteln gegen grünen Star (Glaukom), nicht möglich.

Wer das Medikament vor dem Spiegel einträufelt, kann besser kontrollieren, ob die Flüssigkeit im Auge gelandet ist.

Tipp:

In der Apotheke gibt es einige Produkte, die das Einträufeln erleichtern. Wer dauerhaft Augentropfen verwenden muss und damit Probleme hat, kann sich Alternativen zeigen lassen.

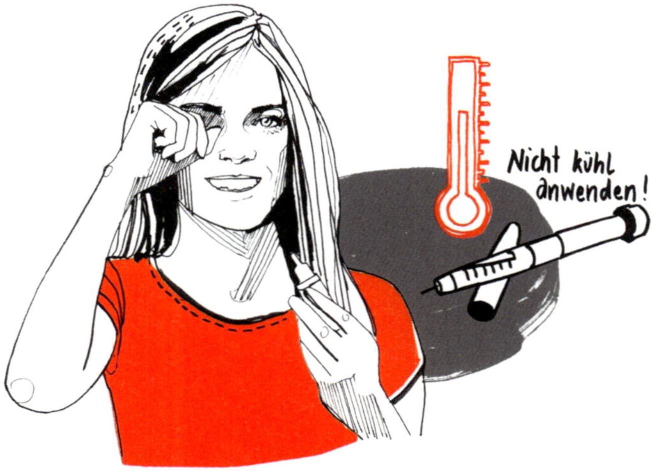

> Das Problem:

Die Augentropfen sind zu kalt.

Kühl gelagerte Arzneimittel, etwa Augentropfen oder das Insulin für Diabetiker, reizen das Auge oder die Injektionsstelle. Bei Tropfen ist das ungünstig, weil der ausgelöste Tränenfluss das Präparat wieder herausspült.

> Die Lösung:

Augentropfen vor der Anwendung auf Körpertemperatur bringen, etwa in der Hand erwärmen. Nach der Anwendung, sofern vorgeschrieben, wieder zurück in den Kühlschrank stellen. Die kurzzeitige Erwärmung schadet dem Mittel nicht.

Der Hinweis „kühl lagern", z.B. bei Insulin, bezieht sich nur auf die Vorräte, nicht auf die Packung, die gerade in Gebrauch ist. Das angebrochene Insulin kann also bei Raumtemperatur aufbewahrt werden.

Tipp:

Augentropfen, Ohrentropfen und Injektionen sollten immer Körpertemperatur haben, wenn sie angewendet werden. Am besten in der Hand erwärmen. Bei anderen Methoden besteht wiederum die Gefahr der Überhitzung.

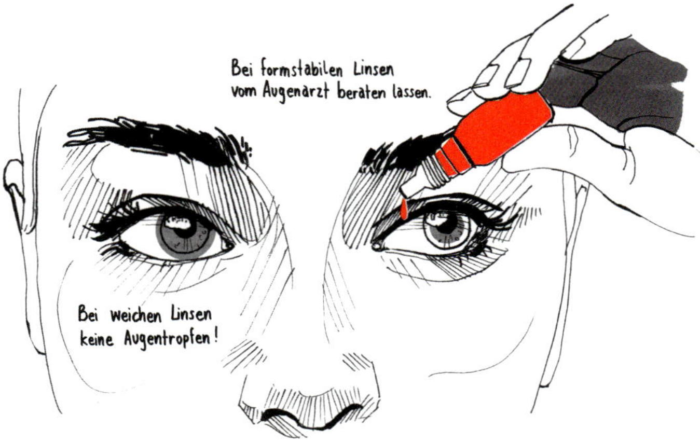

▷ **Das Problem:**

Ich soll Augentropfen verwenden, trage aber Kontaktlinsen.

Das Material vieler Kontaktlinsen kann die Stoffe in Augentropfen absorbieren. Das verhindert deren Wirkung. Was Patienten tun sollten, hängt auch von der Art ihrer Kontaktlinsen ab.

▷ **Die Lösung:**

Weiche Kontaktlinsen vertragen sich generell nicht mit Augentropfen. Die Patienten müssen für die Dauer der Therapie auf eine Brille umsteigen.

Bei harten Kontaktlinsen am besten vom Augenarzt beraten lassen. Wird das Medikament zum Beispiel nur abends angewendet, ist das Tragen von Kontaktlinsen tagsüber kein Problem.

Tipp:

Kontaktlinsen führen oft zu gereizten, trockenen Augen. Dagegen helfen künstliche Tränen, die das Sehorgan befeuchten. Am besten ein Produkt ohne Konservierungsmittel verwenden. Da die Präparate keine Wirkstoffe enthalten, vertragen sie sich mit Kontaktlinsen aller Art.

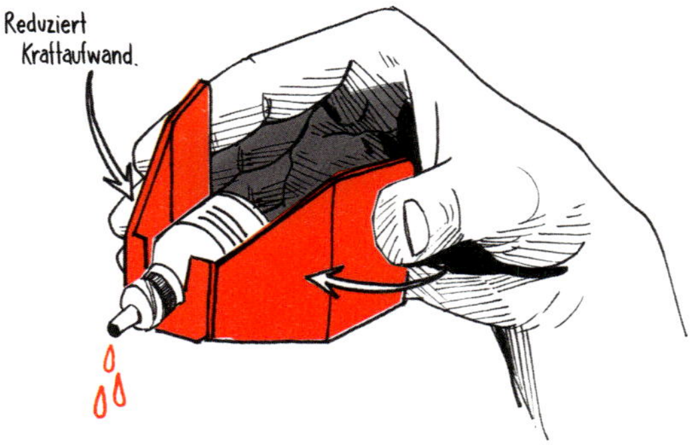

> **Das Problem:**

Ich kann die Flasche nicht zusammendrücken.

Besonders Menschen mit Gelenkerkrankungen, wie zum Beispiel Rheuma, haben wenig Kraft in den Händen.

> **Die Lösung:**

Wenn die nötige Druckkraft in den Händen fehlt, bieten sich als Lösung Applikationshilfen an, die für bessere Hebelverhältnisse sorgen und so den Kraftaufwand reduzieren. Lassen Sie sich in der Apotheke eine geeignete Hilfe empfehlen.

Tipp:

Auch für andere Anwendungsprobleme gibt es Unterstützung aus der Apotheke, etwa Applikationshilfen, die das Auge beim Einträufeln offen halten oder das Zielen erleichtern. Lassen Sie sich bei Problemen immer beraten.

3

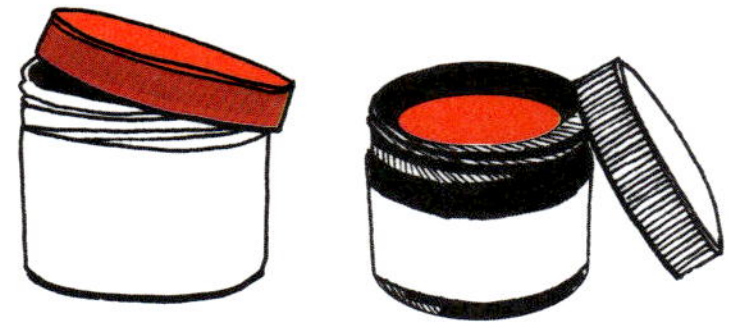

Cremes & Salben

Creme: Streichfähige Arzneizubereitung, die Fettstoffe und Wasser enthält, zur Anwendung auf der Haut.

- Je nach Mischungsverhältnis und Zusammensetzung gibt es Cremes, bei denen das Wasser im Fett verteilt ist. Diese fetten stärker.
- Ist das Fett im Wasser verteilt, kühlt das Produkt und zieht schneller ein.
- Gegebenenfalls anschließend Hände waschen, etwa bei stark wärmenden Inhaltsstoffen.

Häufige Anwendungsgebiete: Hautkrankheiten, Sportverletzungen, Gelenkschmerzen, Muskelkater, Verspannungen

Salbe: Arzneimittel für die Haut, das ausschließlich aus Fettstoffen wie Vaseline besteht und deshalb sehr streichfähig ist. Der fettige Film auf der Haut erhöht die Wirkdauer.

Häufige Anwendungsgebiete: Erkrankungen der Haut, Gelenkschmerzen

3

Die Haut ist ein sehr empfindliches Organ. Was beim Auftragen von wirkstoffhaltigen Cremes oder Salben zu beachten ist.

3

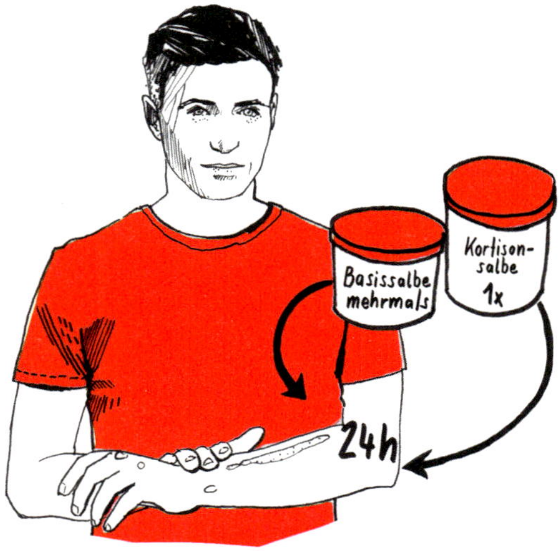

▷ **Das Problem:**

Die Kortisonsalbe hilft nicht lange genug.

Oft verordnet der Arzt bei Neurodermitis oder Schuppenflechte Salben und Cremes mit kortisonähnlichen Wirkstoffen (Kortikoiden). In der Regel sollen Patienten diese einmal täglich auftragen. Was tun, wenn das die Beschwerden nicht für den ganzen Tag lindert?

▷ **Die Lösung:**

Patienten können mehrmals am Tag eine wirkstofffreie Salbe benutzen, deren Zusammensetzung ansonsten der Kortisonsalbe entspricht. Das mobilisiert Wirkstoff-Moleküle, die in der Hornschicht der Haut eingelagert sind.

In der Apotheke sind solche Basissalben ohne Rezept erhältlich. Wenn es keine genau passende gibt, kann man Ihnen dort ein geeignetes Produkt empfehlen.

Tipp:

Patienten mit Neurodermitis oder Schuppenflechte sollten die Basispflege ihrer Haut auch in der beschwerdefreien Zeit fortsetzen. Das beugt akuten Verschlimmerungen vor.

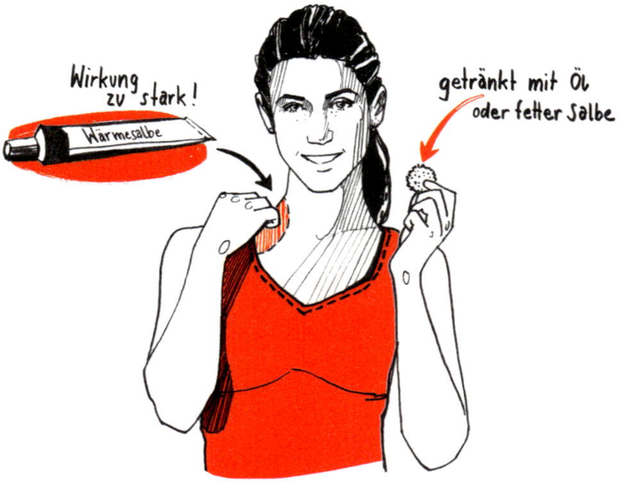

3

> **Das Problem:**

Die Wärmesalbe brennt zu stark.

Vielleicht wurde die Wirkung der Salbe unterschätzt, oder es wurde zu viel aufgetragen. Jetzt fühlt sich die Wirkung unangenehm an – und das kann mehrere Stunden anhalten.

> **Die Lösung:**

In diesem Fall hilft etwas fettreiche Hautcreme oder Vaseline auf einem Wattepad. Notfalls geht auch Speiseöl. Damit lassen sich die fettlöslichen Inhaltsstoffe der Wärmesalbe gut von der Haut entfernen. Das Brennen sollte dann schnell nachlassen.

Tipp:

Auch wenn Sie häufig unter Verspannungen oder Muskelschmerzen leiden, sollte Sie das nicht von körperlicher Aktivität abhalten. Maßvolle Bewegung ist wichtig, um langfristig schmerzfrei zu werden.

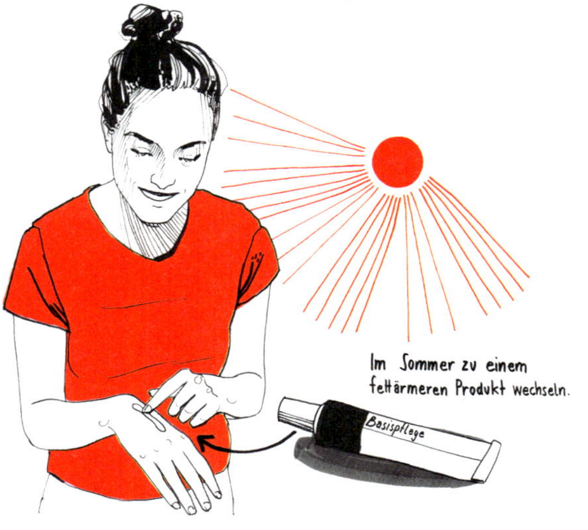

▷ **Das Problem:**

Mein Hautproblem verschlechtert sich im Sommer.

Der Zustand der Haut kann sich durch den Wechsel der Jahreszeiten verändern. Das gilt es beim Cremen und Reinigen zu berücksichtigen.

▷ **Die Lösung:**

Patienten mit chronischen Hautproblemen wie Neurodermitis oder Schuppenflechte brauchen eine regelmäßige Basispflege, die sie gut vertragen und die ihre Beschwerden möglichst im Zaum hält. In der warmen Jahreszeit ist es häufig sinnvoll, zu einem fettärmeren Produkt zu wechseln. Fettreiche Präparate können die Verdunstung von Schweiß verhindern. Deshalb verursachen sie eventuell einen Wärmestau auf der Haut, der Beschwerden wie etwa Schwellungen oder Juckreiz verstärkt.

Tipp:

Sonne in Maßen tut der Haut von Schuppenflechte- und Neurodermitis-Patienten gut. Vermeiden Sie aber Sonnenbrände. Verwenden Sie ein Sonnenschutzmittel aus der Apotheke, das Ihre Haut gut verträgt, und meiden Sie die pralle Sonne in der Mittagszeit zwischen 11 und 15 Uhr.

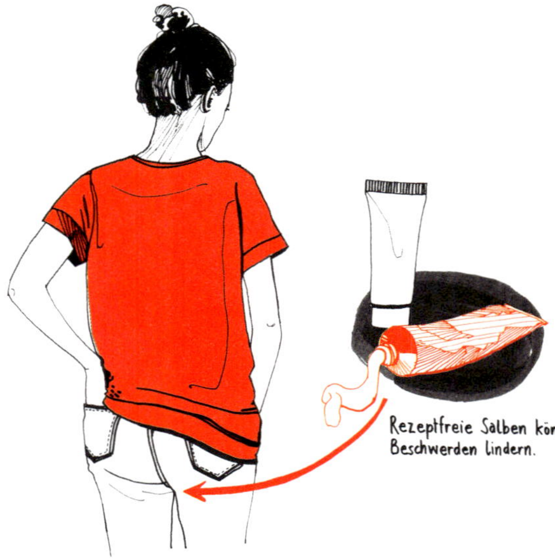

> Das Problem:

Mich juckt es im Analbereich.

Dieses lästige Problem versuchen viele Patienten auf eigene Faust zu lösen – zu groß ist die Scham, den Arzt oder Apotheker um Rat zu fragen.

> **Die Lösung:**

Bei Problemen im Analbereich müssen zunächst ernsthafte Ursachen wie Fissuren oder schlimmstenfalls eine Tumorerkrankung ausgeschlossen werden. Liegt nichts Derartiges vor, können rezeptfreie Salben die Beschwerden lindern. Benutzen Sie aber nur spezielle Produkte, die für diese Körperregion gemacht sind. Die Haut im Analbereich ist besonders empfindlich und deshalb anfälliger für Allergien.

Tipp:

Häufig liegt die Ursache in einer unzweckmäßigen oder übertriebenen Hygiene nach dem Stuhlgang. Am besten auf feuchtes, parfümiertes Toilettenpapier verzichten, nicht zu stark reiben und stattdessen mit etwas lauwarmem Wasser reinigen.

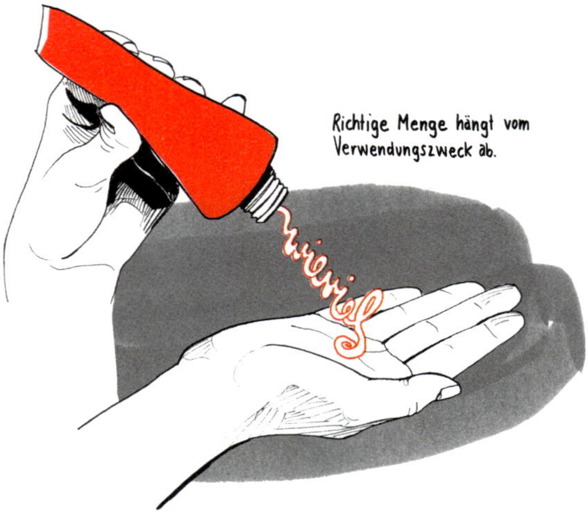

▷ **Das Problem:**

Ich bin unsicher, wie viel Salbe ich benutzen soll.

Feste Arzneimittel, etwa Tabletten oder Zäpfchen, sind in der Regel leichter zu dosieren als Gele oder Salben. Wer zu kräftig auf die Tube drückt, kann Beschwerden unter Umständen noch verstärken.

▷ **Die Lösung:**

Nur so viel Salbe verwenden, dass sie gleich eingezogen ist? Oder so reichlich, dass ein sichtbarer Film stehen bleibt? Die richtige Menge hängt vom Verwendungszweck ab. Kortikoidhaltige Zubereitungen werden immer nur sehr dünn aufgetragen. Bei wirkstofffreien Präparaten, die die Haut aufweichen oder über Nacht einziehen sollen, wird die Zubereitung messerrückendick aufgebracht.

Tipp:

Um Bettwäsche und andere Textilien vor Salbenflecken zu schützen, gibt es in der Apotheke spezielle Gewebe aus Baumwollgaze, zum Beispiel als Handschuh oder schlauchförmig zum Zurechtschneiden.

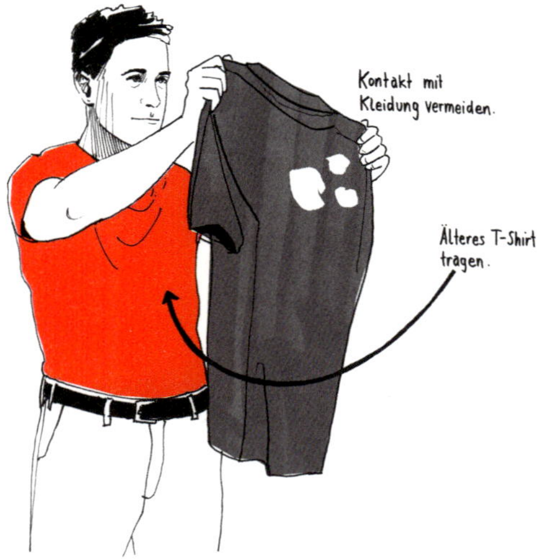

3

> **Das Problem:**

Die Salbe hinterlässt Fettflecken auf meiner Kleidung.

Wann immer Salben oder Cremes in Kontakt mit Kleidung kommen, kann es sein, dass sich das gute Stück verfärbt oder entfärbt.

> **Die Lösung:**

Den Kontakt von Hautarzneimitteln mit Kleidungsstücken am besten vermeiden. Zum Beispiel für die Dauer der Therapie ein älteres T-Shirt unter Hemd, Bluse oder Pullover tragen.
In der Apotheke gibt es auch spezielle Baumwollschläuche (s. Tipp Seite 46), mit denen Sie eingecremte Körperstellen abdecken können.

Bitte beachten Sie:

Auch andere Arzneimittel können unschöne Effekte auf das Lieblings-Shirt haben. Etwa färbende Umschläge, die der Arzt häufig zur Desinfektion verordnet.
Oder auch der an sich farblose Akne-Wirkstoff Benzoylperoxid. Er kann bunte Kleidung entfärben, vor allem Jeans-Stoffe.

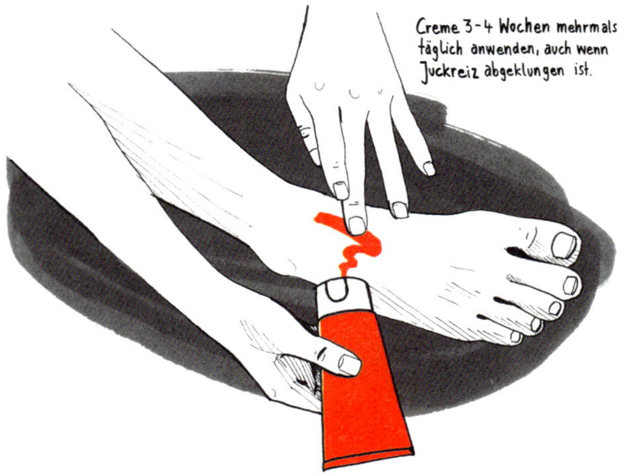
Creme 3-4 Wochen mehrmals täglich anwenden, auch wenn Juckreiz abgeklungen ist.

▷ **Das Problem:**

Der Juckreiz ist weg. Die Fußpilzcreme soll ich weiter anwenden.

Bereits nach ein bis zwei Tagen Behandlung verschwinden die lästigen Beschwerden: Zwischen den Zehen juckt es nicht mehr. Warum also weiter eincremen?

▷ **Die Lösung:**

Fußpilz sollte in jedem Fall medizinisch behandelt werden, sonst kann er sich weiter ausbreiten. Für die Therapie stehen hierfür verschiedene Präparate zur Verfügung. Sogenannte fungistatische Antimykotika hemmen in erster Linie die Vermehrung der Fußpilz-Erreger. Die Mittel müssen entsprechend der Gebrauchsinformation mehrmals täglich angewendet werden – auch wenn die Beschwerden wie Juckreiz bereits abgeklungen sind. Denn so lange braucht die Haut ungefähr, um sich zu erneuern und die vom Pilz befallenen Zellen abzustoßen.

Tipp:

Um die medikamentöse Therapie optimal zu unterstützen, täglich die Socken wechseln und diese bei 60 Grad waschen. Am besten auch nicht täglich dieselben Schuhe tragen.

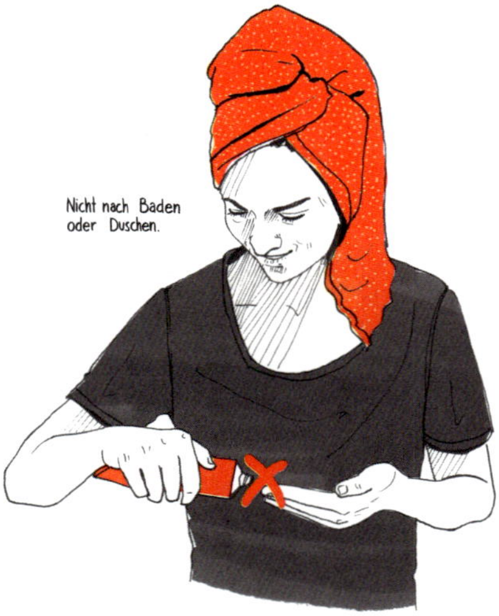

3

Das Problem:

Meine Neurodermitis-Salbe brennt auf der Haut.

Als Alternative zu den Kortikoiden werden heute oftmals sogenannte Calcineurin-Antagonisten eingesetzt. Sie hemmen die Entzündung, ohne die unerwünschten Wirkungen von Kortikoiden aufzuweisen. Diese Stoffe können jedoch auf der Haut brennen.

Die Lösung:

Wenden Sie das Präparat nicht unmittelbar nach dem Baden oder Duschen an, auch wenn das vielleicht praktischer ist. Der Grund: Die Haut wird durch die Reinigung entfettet und lässt den Wirkstoff leichter durch. Vor allem Kinder reagieren dann mit starkem Hautbrennen.

Tipp:

Viele Mittel zur Hautreinigung verschlimmern die Symptome einer Neurodermitis, weil sie die Haut zu stark entfetten. Ölhaltige Reinigungsmittel – vom Duschgel bis zur Handwaschzubereitung – beugen der Entfettung vor.

4

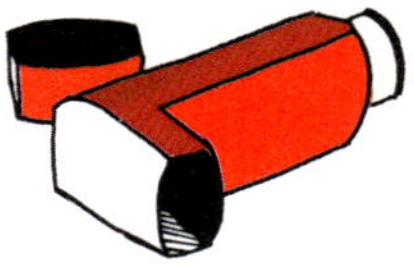

Dosieraerosol

Arzneizubereitung zum Inhalieren in einem speziellen Druckbehältnis. Nach dem Betätigen eines Auslösers wird der Arzneistoff als feiner Nebel freigesetzt und kann eingeatmet werden.

- Aerosole unterscheiden sich zum Teil deutlich in der Anwendung. Deshalb die Gebrauchsanweisung genau lesen und sich die Anwendung in der Apotheke erklären lassen.

Häufige Anwendungsgebiete: Asthma, chronische Lungenerkrankungen

4

Sprühen statt schlucken – so gelangt der Wirkstoff schnell, direkt und ohne unerwünschte Nebeneffekte ans Ziel. Bei der Anwendung kommt es jedoch auf die richtige Technik an.

4

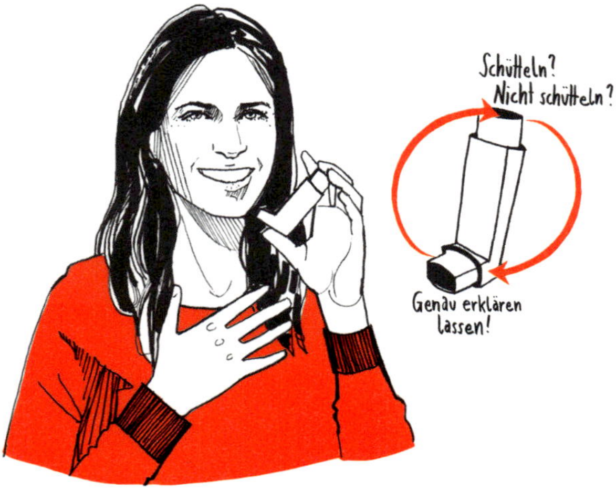

▷ **Das Problem:**

Mein Asthmaspray wirkt nicht richtig.

Studien zeigen, dass beim Einsatz von Asthmasprays oft Fehler gemacht werden. Besonders kritisch ist es, wenn Patienten ein neues Präparat verschrieben bekommen.

▷ **Die Lösung:**

Patienten sollten sich die richtige Anwendung in der Apotheke erklären lassen – auch wenn sie das Mittel schon lange verwenden. Beim Gebrauch schleichen sich mit der Zeit Fehler ein.

Besonders wichtig ist Expertenrat jedoch, wenn ein neues Mittel verordnet wird. Manche Sprays müssen vor der Anwendung geschüttelt werden, bei anderen ist genau das falsch, weil der Wirkstoff dadurch aus dem Inhalator entfernt wird.

Tipp:

Bereitet die Inhalation große Schwierigkeiten, kann die Verordnung einer Inhalierhilfe sinnvoll sein. Bei kleinen Kindern ist es mitunter am besten, das Dosieraerosol zeitweilig durch einen Inhalator zu ersetzen.

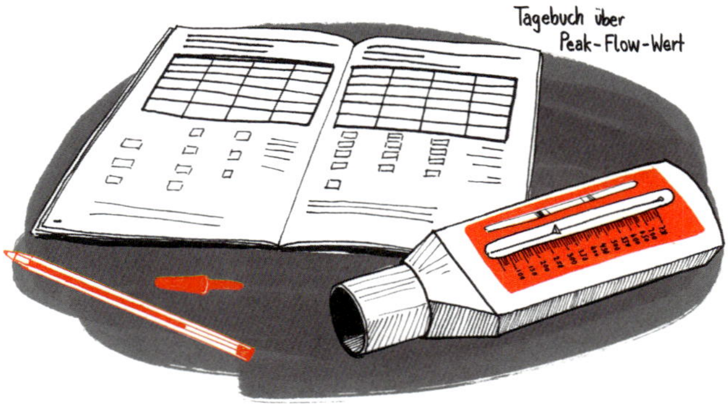

4

Das Problem:

Ich bin nicht sicher, ob mein Asthmaspray auch wirklich ankommt.

Kortikoide werden in der Asthmatherapie eingesetzt, um Anfällen und Atembeschwerden vorzubeugen. Die Dosis ist bei Pulverinhalatoren so winzig, dass man sie kaum wahrnimmt.

Die Lösung:

Führen Sie Buch. Ein gutes Maß für die Wirksamkeit des Medikaments – und damit für die Einstellung des Asthmas – ist der Peak-Flow-Wert. Dieser wird mithilfe eines Geräts gemessen. Sie blasen kräftig hinein und lesen ab, wie stark sich ein Messpfeil nach vorne bewegt hat.

Tipp:

Wer seine Werte aufzeichnet, kann auch erkennen, ob sich ein Anfall anbahnt, und mit einer Extradosis seines Medikaments gegensteuern.

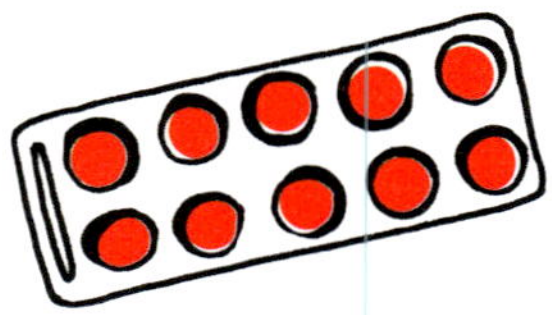

5

Dragees

Tablette mit dickem Überzug aus Farbstoffen, Lacksubstanzen und Zucker.

- Vorteile gegenüber Tabletten: Durch den Überzug lässt sich ein Dragee häufig leichter schlucken. Der Überzug schützt den Wirkstoff und überdeckt einen schlechten Geschmack.
- Nachteil: Wegen des Überzugs sind die Medikamente meist nicht teilbar.

Häufige Anwendungsgebiete: Bluthochdruck, Magengeschwüre

Tabletten mit einem dicken Überzug aus Farbstoffen, Lacksubstanzen und Zucker nennen Fachleute Dragees.

5

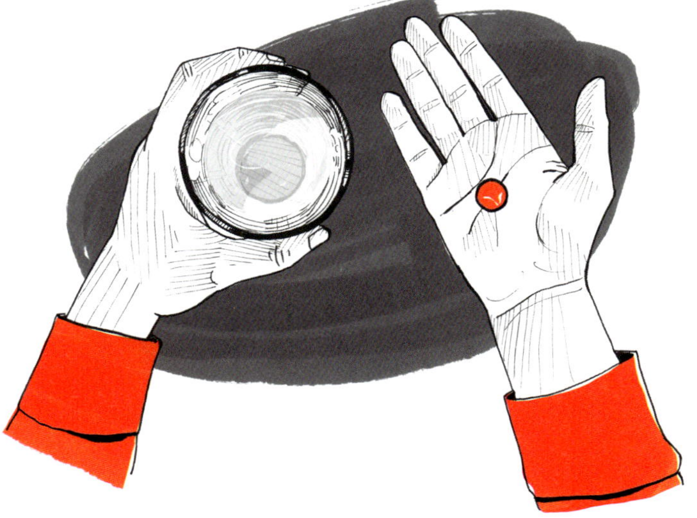

5

▷ **Das Problem:**

Das Dragee schmeckt scheußlich.

Dragees sind mit einer Schicht überzogen, die je nach Hersteller und Medikament geschmacksneutral oder süß schmecken kann.

▷ **Die Lösung:**

Auch wenn man es von den bunten Süßigkeiten anders kennt: Die meisten Arzneimittel-Dragees müssen unzerkaut geschluckt werden. Die Zuckerhülle ist nur dazu gedacht, einen schlechten Geschmack zu maskieren. Eine Ausnahme sind Kaudragees, die es zum Beispiel zur Kalziumversorgung bei Osteoporose gibt.

Tipp:

Ein Sonderfall ist die Gabe von Dragees per Magensonde. Dazu müssen sie häufig zerkleinert werden. Fragen Sie auf alle Fälle in der Apotheke nach, ob das möglich ist. Wenn nicht, muss der Arzt den Wirkstoff als Tablette verordnen.

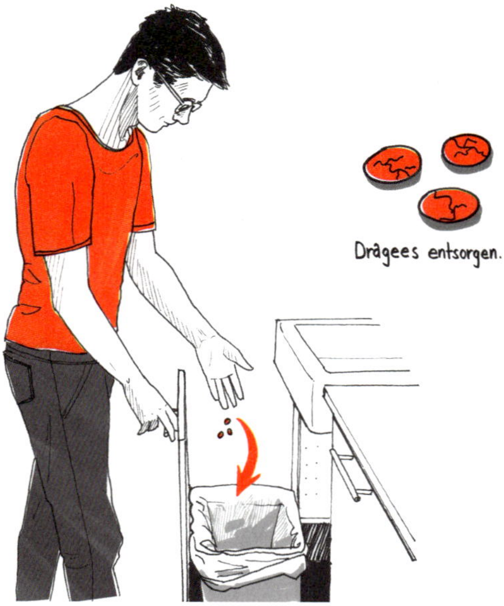

5

> **Das Problem:**

Meine Dragees sind rissig.

Dragees enthalten oft Pflanzenextrakte, die Wasser oder Feuchtigkeit aus der Umgebung anziehen. Der Drageekern quillt auf, die Hülle wird rissig.

> **Die Lösung:**

Leider müssen Sie rissige Dragees entsorgen. Offenbar haben Sie das Medikament zu feucht gelagert, möglicherweise in der Küche oder im Bad. Die Hülle ist ein Schutz für die Wirkstoffe, wenn diese nicht intakt ist, dann beeinträchtigt das die Wirksamkeit.

Tipp:

Manchmal kann die Drageehülle auch aufgrund eines Herstellungsfehlers aufspringen. Ihre Apotheke weiß, welche Produkte betroffen sein können. Dann erhalten Sie Ersatz. Bringen Sie dazu den Blister oder die Originalpackung mit in die Apotheke.

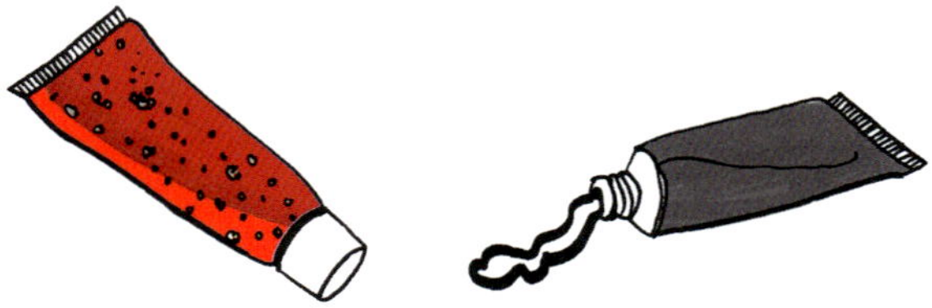

Gele & Pasten

Gel: Streichfähige Zubereitung zur Anwendung auf der Haut. Gele haben eine klare Konsistenz, sie bestehen zum Großteil aus Wasser.

- Verdunstet die Flüssigkeit auf der Haut, entsteht oft ein kühlender Effekt.
- Ist zudem Alkohol enthalten, verstärkt das den Kühleffekt, kann aber die Haut austrocknen.
- Meist nur dünn aufzutragen, einmassieren ist nicht erforderlich.

Häufige Anwendungsgebiete: Prellungen, Verbrennungen, Insektenstiche, Ekzeme

Paste: Streichfähige Zubereitung, hoher Feststoffanteil.

- Unterschied zu Salbe oder Creme: lässt sich weniger gut verstreichen, ist sehr fest und zäh.
- Zieht oft nicht vollständig ein, Rückstände auf der Haut müssen mit Öl gelöst und dann mit Wasser abgewaschen werden.
- Sie wirken austrocknend, was bei Wunden sinnvoll sein kann. Pasten werden deshalb häufig mit Umschlägen kombiniert.

Häufige Anwendungsgebiete: Hautschutz

Gele sind gut aufzutragen, Pasten lassen sich weniger gut verstreichen. Was es bei diesen beiden Arzneiformen bei der Anwendung auf der Haut zu beachten gilt.

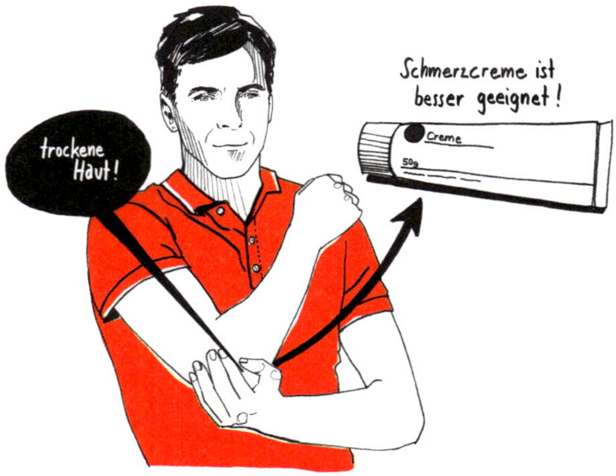

6

▷ **Das Problem:**

Mein Schmerzgel trocknet die Haut aus.

Entzündungshemmende Gele sind für viele Patienten mit Arthrose eine gute Alternative zur Einnahme von Schmerzmitteln. Die Präparate können aber auf Dauer die Haut austrocknen. Das gilt vor allem für ältere Menschen, deren Haut ohnehin schon trocken ist.

▷ **Die Lösung:**

Für Menschen mit trockener Haut eignet sich oft eine Creme mit demselben Wirkstoff besser als ein Gel. Das Gel besitzt einen zusätzlichen Kühleffekt, weshalb es oft bei Sportverletzungen empfohlen wird. Es lindert jedoch auch chronische Gelenkschmerzen.

Tipp:

Lassen Sie sich in der Apotheke beraten, was Sie gegen trockene Haut tun können. Oft sind die verwendeten Reinigungsmittel nicht geeignet. Vielleicht profitiert Ihre Haut von einem gelegentlichen Ölbad.

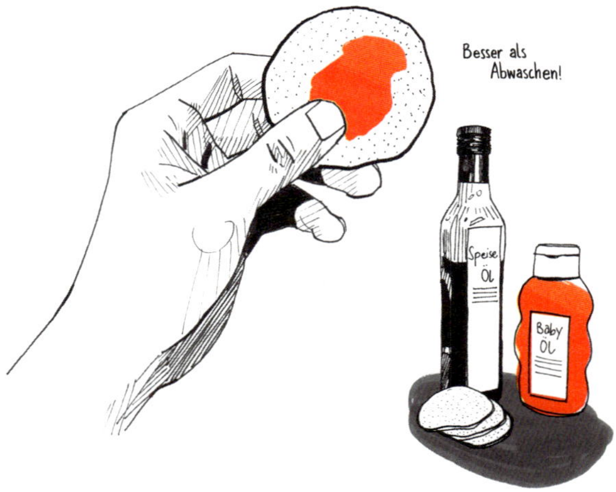

6

Das Problem:

Die Paste lässt sich kaum von der Haut entfernen.

Zinkhaltige Pasten fördern die Wundheilung und schützen die Haut. Der weiße Wirkstoff haftet jedoch sehr stark.

Die Lösung:

Entfernen Sie Reste der Paste mit einem Wattebausch, der mit Babyöl oder Speiseöl getränkt ist. Das funktioniert besser als das Abwaschen mit Wasser und Seife, und es entfettet die Haut weniger stark.

Tipp:

Beachten Sie die Anwendungsdauer, die der Arzt Ihnen mitgeteilt hat. Pasten saugen Wundflüssigkeit auf, das gehört zur Wirkung. Dazu müssen sie aber lange genug auf der Haut bleiben.

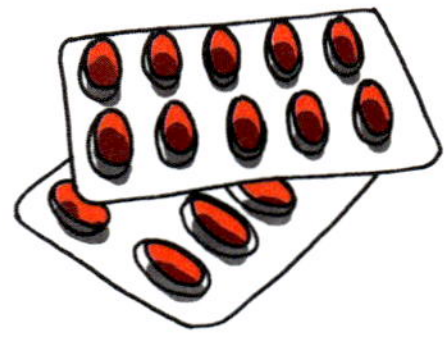

Kapseln

7

Arzneiform, die den Wirkstoff in einer Hülle aus Gelatine enthält.

- Weichkapseln enthalten eine (zäh)flüssige Füllung, Hartkapseln eine pulverige.
- Im Stehen schlucken. Die Gelatinehülle könnte sonst an der Speiseröhre haften bleiben.
- Häufig (aber nicht immer) lässt sich der Kapselinhalt in ein Lebensmittel einrühren. Auch die Gabe in einer Magensonde ist möglich.
- Apotheken können Kapseln für einzelne Patienten herstellen, wenn der Arzt das verordnet, etwa wenn der Patient allergisch auf Bestandteile industriell hergestellter Tabletten reagiert.

Häufige Anwendungsgebiete: Erkältung, Blutarmut

Eine weitere Alternative zu Tabletten sind Kapseln. Sie enthalten den Wirkstoff meist als grobes Pulver (Granulat) in einer Hülle aus Gelatine.

7

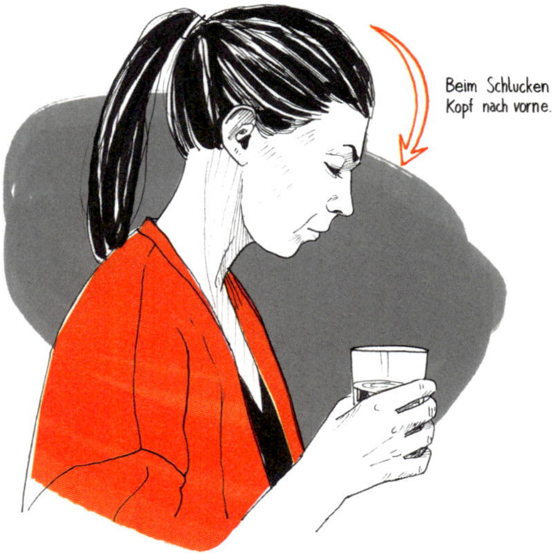

7

▷ **Das Problem:**

Ich kann die Kapsel nicht schlucken.

Kapseln enthalten ein feines oder grobes Pulver und oft noch etwas Luft in der Gelatinehülle. Dadurch schwimmen sie oben auf der Flüssigkeit, mit der sie geschluckt werden sollen.

▷ **Die Lösung:**

Tabletten schluckt man oft leichter, wenn man den Kopf in den Nacken legt. Bei einer Kapsel dagegen führt das häufig dazu, dass sie im Bereich der Vorderzähne schwimmt und nicht geschluckt werden kann. Neigen Sie deshalb beim Schlucken einer Kapsel den Kopf nach vorne.

Tipp:

Schlucken Sie Kapseln genau wie Tabletten grundsätzlich mit einem großen Glas Wasser. Andere Getränke beeinflussen den Wirkstoff oder verzögern den Eintritt der Wirkung.

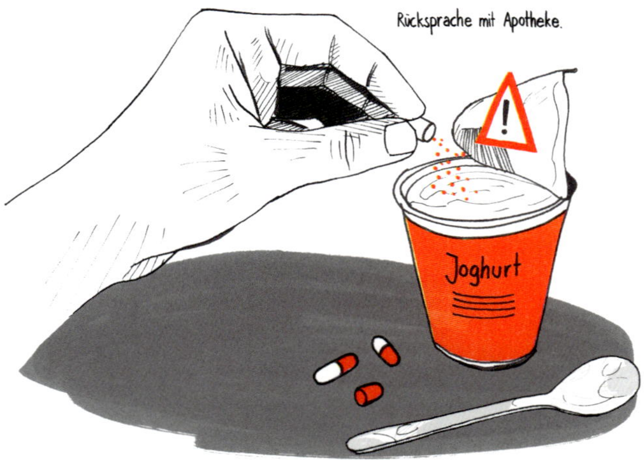

7

Das Problem:

Ich möchte den Kapselinhalt in Joghurt einrühren.

Je nach Wirkstoff kann es problematisch sein, die Kapsel zu öffnen oder sie zusammen mit bestimmten Lebensmitteln einzunehmen.

Die Lösung:

Bei manchen Kapselpräparaten ist das problemlos möglich. Fragen Sie in Ihrer Apotheke nach. Manchmal verträgt sich der Kapselinhalt nicht mit dem Kalzium im Joghurt, was zum Beispiel bei vielen Antibiotika der Fall ist. Auch gibt es Kapselpräparate, bei denen die äußere Hülle verhindert, dass der Kapselinhalt mit der Magensäure oder der Magenschleimhaut in Kontakt kommt. Dann würde das Medikament wirkungslos, wenn Sie die Kapsel ohne Hülle einnehmen.

Tipp:

Wenn Sie den Kapselinhalt in Joghurt oder Wasser einrühren, dann sollten Sie das Gemisch unmittelbar einnehmen. Bei längerem Stehen kann sich der Wirkstoff unter Umständen zersetzen.

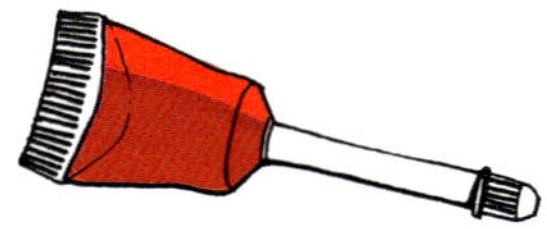

Klistier

8

Lösung, die mithilfe einer Tube in den After eingebracht wird und über den Darm wirkt. Die Wirkstoffe werden entweder in den Körper aufgenommen oder lösen den Stuhlgang aus.

- Durch die Anwendung im Darm fallen bestimmte Nebenwirkungen von Arzneistoffen geringer aus. Das ist der Vorteil von Klistieren, etwa mit Kortison bei Darmentzündungen.
- Vor dem Einführen einen Tropfen vorsichtig herausdrücken, so gleitet die Tube besser.
- Bei abführenden Klistieren tritt die Wirkung meist innerhalb von 20 Minuten ein.

Häufige Anwendungsgebiete: Verstopfung, Fieberkrämpfe

Klistiere wirken sehr schnell, das ist günstig bei Babys mit Fieberkrampf, aber auch bei Menschen, die unter Verstopfung leiden.

8

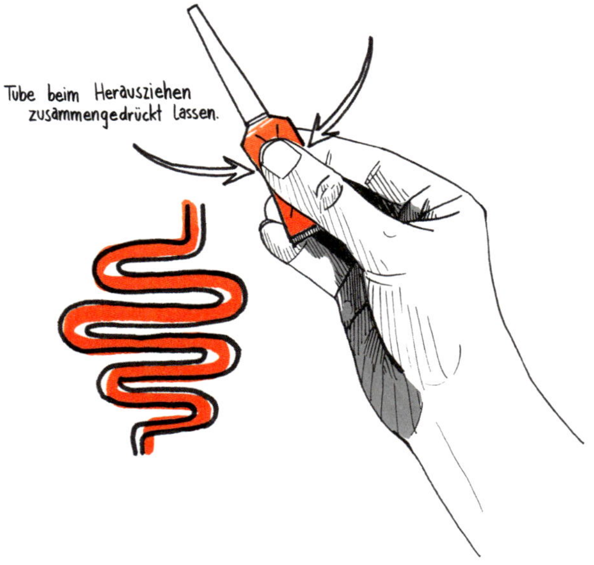

8

▷ **Das Problem:**

Das Klistier wirkt nicht richtig.

Bei falscher Anwendung bleibt oft ein Rest in der Tube, sodass das Medikament nicht seine volle Wirkung entfalten kann.

▷ **Die Lösung:**

Halten Sie die Tube zusammengedrückt, bis Sie diese wieder herausgezogen haben. Der häufigste Anwendungsfehler bei Klistieren besteht darin, dass die Tube vor dem Herausziehen losgelassen wird. Dann wird ein Teil der Arzneilösung in die Tube zurückgesaugt und kann nicht wirken.

Tipp:

Wenn Sie einem Säugling ein Klistier verabreichen, sollten Sie zusätzlich dieselben Punkte beachten, die bei Zäpfchen beschrieben sind (s. Seite 126).

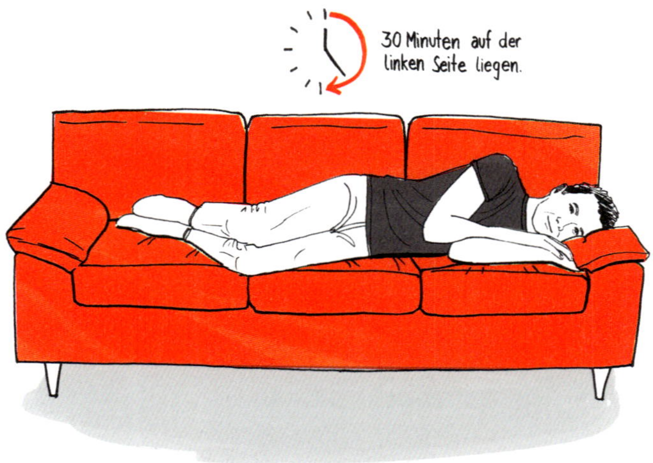

> **Das Problem:**

Die Arzneilösung läuft aus dem Darm.

Bei chronisch-entzündlichen Darmerkrankungen wie Morbus Crohn oder Colitis ulcerosa werden kortikoidhaltige Lösungen über den Darm angewendet. Der Vorteil besteht darin, dass die Wirkstoffe deutlich weniger in den Körper aufgenommen werden.

> **Die Lösung:**

Damit diese großen Klistiere ihre Wirkung entfalten können, muss der Patient für etwa 30 Minuten auf der linken Seite liegen. So erreicht der Wirkstoff auch besser alle Dickdarm-Abschnitte.

Tipp:

Größere Flüssigkeitsmengen, die in den Darm eingeführt werden, können Stuhldrang auslösen, was in diesem Fall unerwünscht ist. Das können Sie vermeiden, indem Sie die Lösung körperwarm und auch sehr langsam in den Darm fließen lassen.

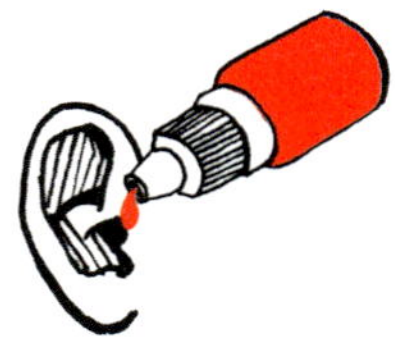

Ohrentropfen

Flüssigkeit mit Arzneistoffen, die in den Gehörgang eingebracht wird.

- Vor der Anwendung die Tube ein wenig in der Hand erwärmen.
- Auf die Seite legen und nach dem Tropfen fünf bis zehn Minuten in dieser Position bleiben.
- Watte muss danach nicht verwendet werden. Eventuell das Ohr nur locker damit verschließen.
- Manche Tropfen müssen im Kühlschrank aufbewahrt werden.

Häufige Anwendungsgebiete: Ohrenschmerzen, Entzündung des Gehörgangs, Schutz des Gehörgangs beim Schwimmen oder Tauchen

Der Gehörgang ist empfindlich und kann sich sehr schmerzhaft entzünden. Ohrentropfen lindern die Beschwerden zuverlässig. Vorausgesetzt, sie werden richtig angewendet.

9

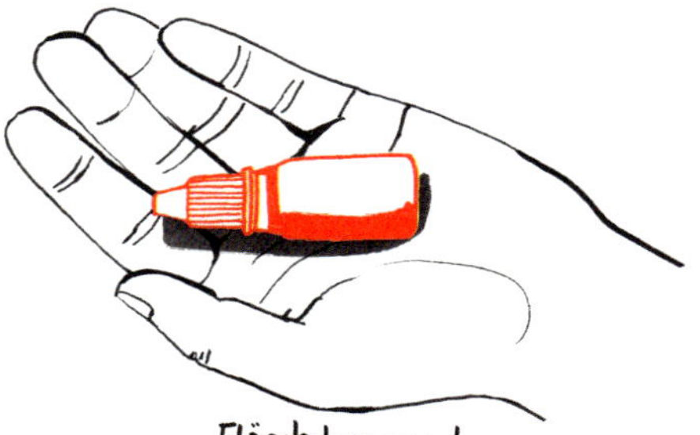

▷ **Das Problem:**

9

Von den Ohrentropfen wird mir schwindelig.

Hinter dem Gehörgang liegt unser Gleichgewichtsorgan. Daher kann eine Reizung des Gehörgangs, etwa durch Kälte, bei empfindlichen Menschen heftigen Schwindel auslösen.

▷ **Die Lösung:**

Manche Ohrentropfen müssen im Kühlschrank aufbewahrt werden; die meisten soll man bei Zimmertemperatur lagern. Beides ist für das Ohr häufig zu kalt. Landen die Tropfen, zum Beispiel gegen ein Ekzem oder eine Entzündung, im Gehörgang, kann Schwindel auftreten. Deshalb das Fläschchen vor dem Einträufeln zwischen den Handflächen anwärmen. Das Präparat sollte bei der Anwendung körperwarm sein.

Tipp:

Verursachen auch warme Ohrentropfen Schwindel, sollten Sie besser einen Hals-Nasen-Ohren-Arzt aufsuchen. Es kann sein, dass das Trommelfell verletzt ist. Dazu kommt es beispielsweise im Rahmen einer Mittelohrentzündung leicht.

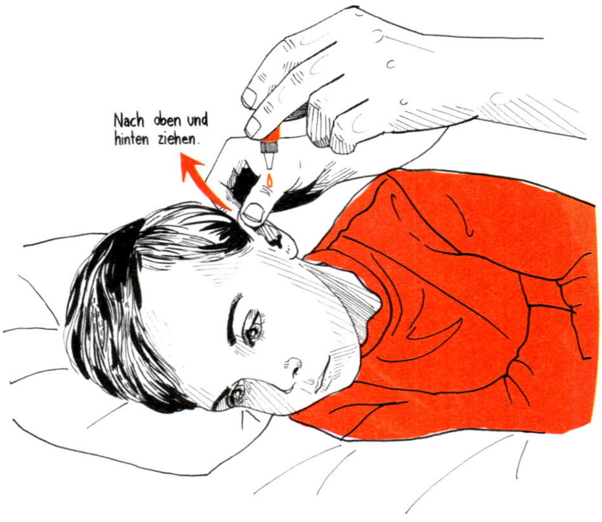

> **Das Problem:**

Die Ohrentropfen laufen wieder aus dem Gehörgang.

Der Gehörgang ist leicht gekrümmt, das erfordert eine gewisse Sorgfalt bei der Anwendung von Ohrentropfen.

> **Die Lösung:**

Lassen Sie sich die Ohrentropfen von einer anderen Person einträufeln. Idealerweise liegen Sie dabei auf der Seite. Um den Gehörgang zu begradigen, zieht man sachte das Ohr nach hinten, bei Säuglingen und Kleinkindern nach unten und hinten, bei Kindern und Erwachsenen nach oben und hinten. Nach der Anwendung sollte der Patient dann noch für 10 Minuten auf der Seite liegen bleiben.

Tipp:

Auch wenn es viele Menschen tun: Verschließen Sie den Gehörgang nicht mit Watte, außer der Arzt hat dazu geraten.

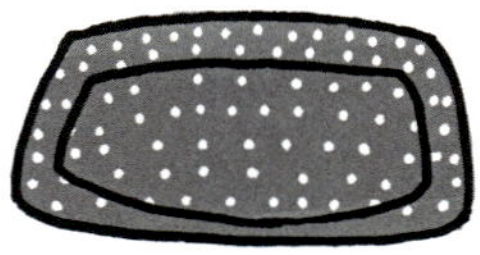

Pflaster mit Wirkstoff

Gibt einen Wirkstoff lange und gleichmäßig über die Haut an den Körper ab, zum Beispiel Hormone oder starke Schmerzmittel.

- Wird meist am Oberkörper aufgeklebt, bei jedem Wechsel an einer anderen Stelle.
- Die Hautstelle sollte faltenfrei, nicht entzündet, unverletzt und unbehaart sein. Haare nicht rasieren, sondern mit einer Nagelschere kürzen.
- Häufiger Anwendungsfehler: Beim Aufkleben wird nicht lange genug gedrückt. Zeitangabe im Beipackzettel beachten!
- Allergische Hautreaktionen sind möglich.

Häufige Anwendungsgebiete: Wechseljahresbeschwerden, starke oder chronische Schmerzen, Morbus Parkinson, Durchblutungsstörung der Herzkranzgefäße

Gegen Schmerzen, zum Erwärmen oder für den Nikotinentzug: Pflaster geben ihre Wirkstoffe über die Haut in den Körper ab. Eine Klebekunde.

10

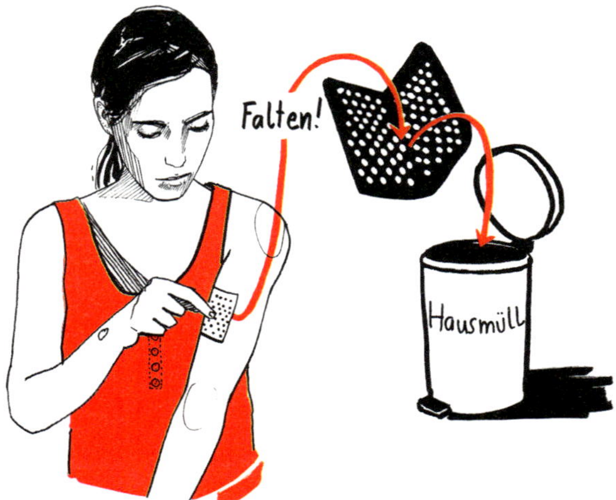

▷ **Das Problem:**

Mein Schmerzpflaster muss entsorgt werden.

Zur Bekämpfung starker Schmerzen kann der Arzt Stoffe aus der Gruppe der Opioide verordnen. Bei der Gabe als Pflaster dringt der Wirkstoff nach und nach durch die Haut. Je nach Präparat muss der Patient es alle drei oder vier Tage oder auch wöchentlich wechseln. Doch wohin mit den verbrauchten Pflastern?

10

▷ **Die Lösung:**

Grundsätzlich können gebrauchte Schmerzpflaster, die der Arzt zum Beispiel gegen Tumor- oder sehr starke Rückenschmerzen verordnet, nach Rücksprache mit der Apotheke über den Hausmüll entsorgt werden.

Die Pflaster enthalten jedoch auch nach der Anwendung noch beträchtliche Mengen an Wirkstoff, die für kleine Kinder gefährlich werden können. Daher am besten in der Mitte falten und zusammenkleben, bevor man es wegwirft.

Tipp:

Das Schmerzpflaster in eine undurchsichtige Tüte packen und diese erst am Tag bevor die Müllabfuhr kommt, in die Abfalltonne geben.

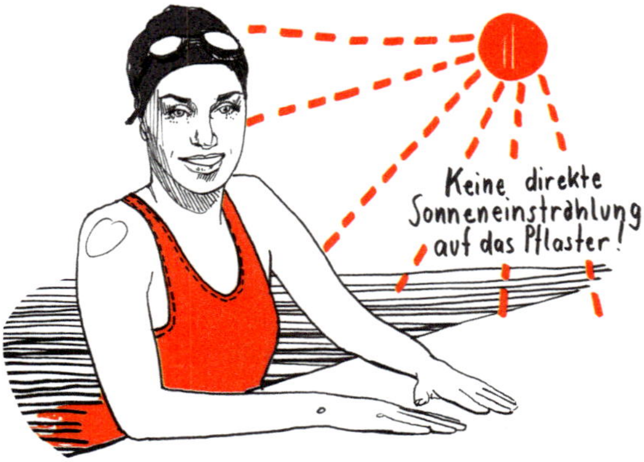

> Das Problem:

Ich will mit Arzneipflaster schwimmen.

Wer hormon- oder schmerzmittelhaltige Arzneipflaster auf der Haut hat, darf baden gehen. Es gilt aber einige Punkte zu beachten.

10

> Die Lösung:

Mehr Probleme als die Feuchtigkeit macht die direkte Sonnenbestrahlung. Das Pflaster daher auf eine Stelle kleben, die von Badekleidung bedeckt ist. Auf keinen Fall darf es direkt der Sonne ausgesetzt sein, denn das vertragen viele Wirkstoffe nicht.

Wer sich beim Baden einen Sonnenbrand holt, darf das Pflaster beim nächsten Wechsel nicht auf die geschädigte Haut kleben. Sonst könnte zu viel Wirkstoff in den Körper aufgenommen werden.

Tipp:

Die Haut kann durch Arzneimittel lichtempfindlicher werden, Betroffene bekommen leichter einen Sonnenbrand. Dann müssen Sie stärkeren Sonnenschutz verwenden oder das Sonnenlicht ganz meiden.

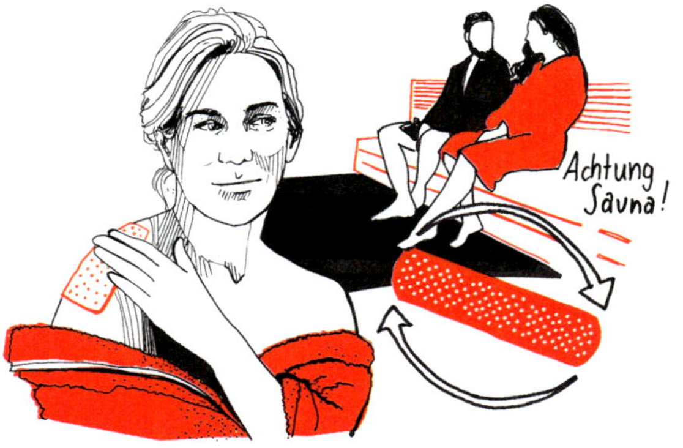

▷ **Das Problem:**

Ich will in die Sauna, doch ich trage ein Wärmepflaster.

Wärmepflaster helfen bei Muskelverspannungen und Gelenkschmerzen – sofern keine Entzündung zugrunde liegt. Die durchblutungsfördernden Stoffe des Pflasters können zusammen mit Saunawärme sehr unangenehm werden.

10

▷ **Die Lösung:**

Das Pflaster vor dem Saunagang entfernen. Die Haut nach dem Abnehmen nicht mit Wasser und Reinigungsmitteln wie Duschgel oder Seife waschen, denn das entfernt die fettlöslichen Inhaltsstoffe nicht ausreichend. Besser eignen sich ein Wattepad mit Babyöl oder eine fette Creme, um die Wirkstoffe des Pflasters zu entfernen.

Tipp:

Wer regelmäßig Medikamente nimmt und gerne in die Sauna geht, sollte sich dazu in der Apotheke beraten lassen. Die verstärkte Durchblutung der Haut kann zum Beispiel Insulin bei Diabetes-Patienten schneller und stärker wirken lassen. Dann ist eine Anpassung der Dosis nötig.

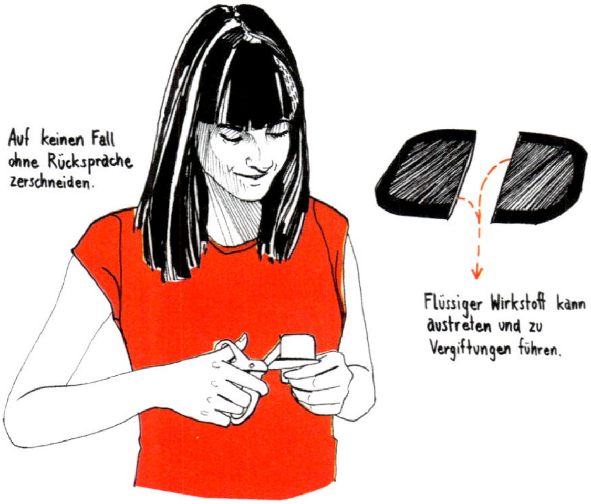

> **Das Problem:**

Ich möchte mein Arzneipflaster zerschneiden.

In manchen Fällen kann es notwendig sein, die Wirkstärke des Arzneipflasters zu verringern – zum Beispiel wenn eine Therapie nach und nach beendet werden soll. Das Pflaster zu zerschneiden ist dafür allerdings ungeeignet.

10

> **Die Lösung:**

Auf keinen Fall sollten Sie das Pflaster ohne Rücksprache mit Ihrem Arzt oder Apotheker zerschneiden. Es kann dadurch zerstört werden, und der flüssige Inhalt tritt aus. Das führt mitunter sogar zu Vergiftungen. Das Zerschneiden ist nur bei einem bestimmten Pflastertyp möglich – aber auch hier stellt es nur eine Notlösung dar.

Besser ist es, einen Teil der Fläche mit einem Heftpflaster von der Haut fernzuhalten.

Tipp:

Soll die Behandlung beendet werden und das Abkleben ist zu kompliziert, kann der Arzt eventuell auf eine Therapie in Tablettenform umstellen. Das macht das Ausschleichen meist einfacher.

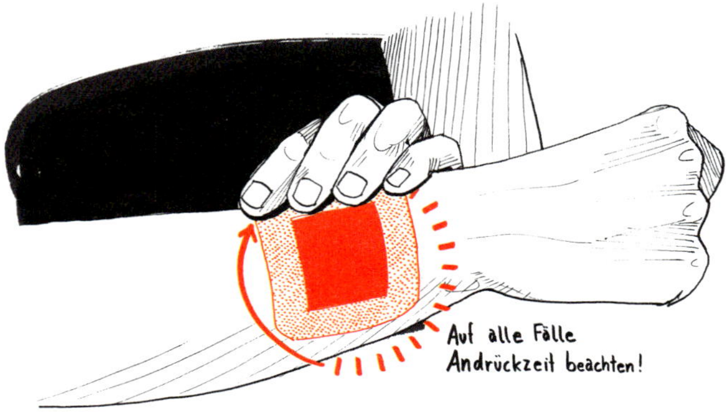

▷ **Das Problem:**

Das Arzneipflaster löst sich ständig.

10

Weil Arzneipflaster häufig für die Dauertherapie gedacht sind, ist ihr Kleber schwächer ausgeprägt als der bei Heftpflastern. So wird die Haut weniger gereizt – allerdings ist ihre Klebekraft geringer.

▷ **Die Lösung:**

Der Hauptgrund für eine schlechte Haftung ist, dass Patienten das Pflaster nicht lange genug andrücken. Meist braucht es 30 Sekunden – der genaue Wert steht in der Gebrauchsinformation.

Im Einzelfall können Sie das Pflaster mit einem zusätzlichen Heftpflaster fixieren. Manchmal liegt die schlechte Haftung auch an Hautcremes oder rückfettenden Seifen, die zur Hautreinigung verwendet werden. Verwenden Sie solche Produkte nicht unmittelbar, bevor Sie das Pflaster aufkleben.

Tipp:

Wählen Sie gezielt Hautareale aus, die wenig bewegt werden. Dann wirken sich Kleberprobleme weniger gravierend aus.

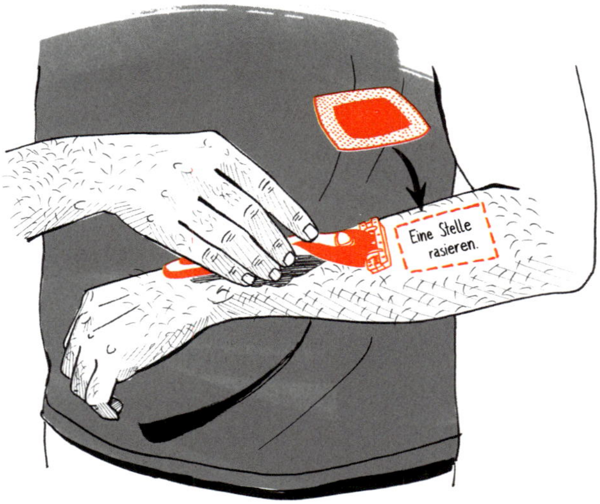

> Das Problem:

Meine Haut verträgt das Pflaster immer schlechter.

Gerade bei länger anzuwendenden oder häufig zu wechselnden Pflastern ist die Haut unterhalb der Klebestelle oft gereizt.

10

> Die Lösung:

Wechseln Sie die Klebestelle regelmäßig. Geeignet sind alle unbehaarten Areale ohne Hautfalten, die nicht viel bewegt werden. Wenn Sie sehr haarig sind, kann es sinnvoll sein, die Haut zu enthaaren, um mehr Klebefläche zu erzeugen.

Tipp:

Kleben Sie das Pflaster aber nicht auf die frisch rasierte Haut, denn durch die Rasur ist diese eventuell gereizt oder verletzt. Dann wird zu viel Wirkstoff aufgenommen.

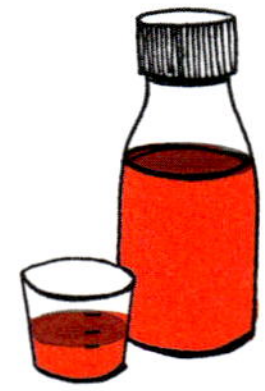

Saft & Sirup

Dickflüssige Lösung zum Einnehmen mit hohem Anteil an Zucker oder Zuckeraustauschstoffen.

- Eine Variante ist der sogenannte Trockensaft: Dabei muss der Patient ein Pulver durch kräftiges Schütteln selbst in Wasser auflösen.
- Auch bereits fertiger Saft muss vor der Einnahme oft kräftig geschüttelt werden.
- Dosierhilfe (Spritze, Löffel, Becher) verwenden. Mit einem Haushaltslöffel gelingt das meist nicht genau genug.

Häufige Anwendungsgebiete: Husten, Bronchitis, bakterielle Infektionen bei Kindern, Allergien

Die richtige Dosierung
ist bei Medikamenten, die
als Saft verabreicht werden,
bisweilen schwierig.
So gelingt es!

11

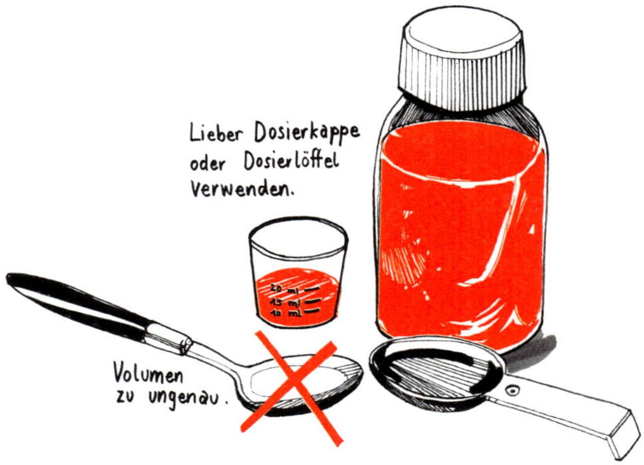

▷ **Das Problem:**

Der Dosierlöffel ist nicht mehr zu finden.

Vielen Säften liegt ein spezieller Löffel oder eine andere Dosierhilfe bei. Was tun, wenn diese verloren oder kaputtgegangen ist?

11

▷ **Die Lösung:**

In der Apotheke nach Ersatz fragen. Eine neue Dosierhilfe kostet nicht viel. Keine gute Idee ist es, stattdessen einen Teelöffel zu verwenden. Denn die Angabe „ein Löffel" in der Gebrauchsinformation bezieht sich ausschließlich auf die Dosierhilfe.
Gängige Haushaltslöffel können sich im Volumen um bis zu 50 Prozent unterscheiden. Vor allem bei Medikamenten wie Antibiotika oder Schmerzmitteln, die exakt dosiert werden müssen, ist das zu ungenau.

Tipp:

Die Dosierhilfe mit warmem Wasser reinigen – am besten sofort nach dem Gebrauch, damit keine klebrigen Reste haften bleiben. Nicht in die Spülmaschine geben. Dort kann sich der Löffel oder Becher durch die Hitze verformen oder brechen.

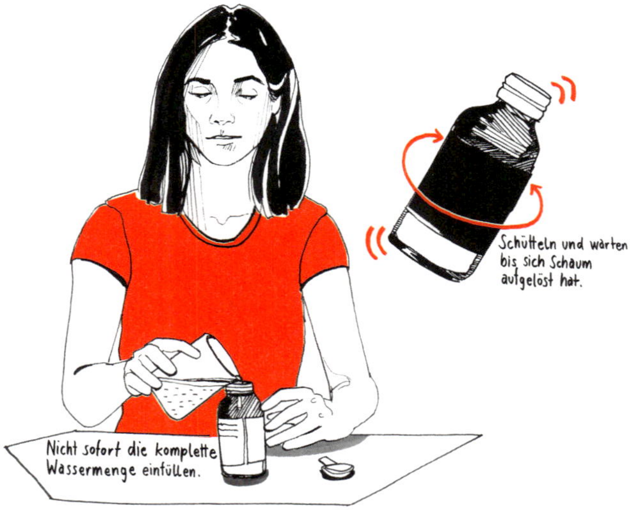
Schütteln und warten bis sich Schaum aufgelöst hat.
Nicht sofort die komplette Wassermenge einfüllen.

> **Das Problem:**

Beim Mischen des Trockensafts entsteht Schaum.

Viele Antibiotika lösen sich nicht ohne Weiteres in Wasser. Deshalb enthält das Pulver zum Herstellen eines sogenannten Trockensafts Schaumbildner, welche die Löslichkeit verbessern.

11

> **Die Lösung:**

Das Schäumen ist ganz normal. Zunächst nicht die komplette Menge des notwendigen Wassers auffüllen, dann schütteln - und warten, bis der Schaum sich ganz aufgelöst hat. Erst danach bis zur vorgegebenen Marke Wasser nachfüllen. Ansonsten besteht die Gefahr, dass das Präparat falsch dosiert wird.

Tipp:

Schütteln Sie den Saft vor jeder Einnahme, bevor Sie die vorgeschriebene Menge auf den Dosierlöffel oder in den Messbecher geben. Ohne Schütteln kann die Wirkstoffdosis zu gering sein und bei den nächsten Gaben wiederum zu hoch.

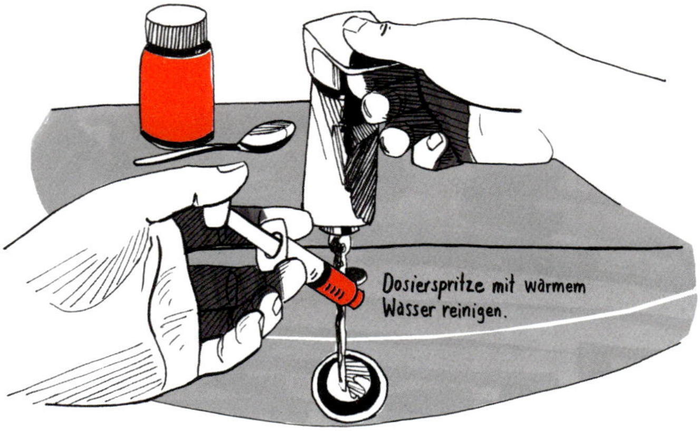

▷ **Das Problem:**

Die Dosierspritze ist verklebt.

Vor allem bei Säften für Kinder, die unter Schmerzen und Fieber leiden, kommen häufig Dosierspritzen zum Einsatz. Diese erlauben eine sehr präzise Dosierung. Klebrige Reste sind jedoch oft schwer zu entfernen.

11

▷ **Die Lösung:**

Die Dosierspritze gleich nach der Anwendung mit warmem Wasser reinigen und sorgfältig trocknen. Das entfernt Saftreste und Krankheitskeime gleichermaßen. Auskochen ist nicht nur unnötig, sondern kann auch dazu führen, dass sich der Kunststoff verzieht und die Dosierspritze unbrauchbar wird.

Ist das passiert oder die Dosierhilfe verloren gegangen, gibt es Ersatz in der Apotheke.

Tipp:

Sie können die abgesaugte Saftmenge auch auf einen Löffel geben. So kommt die Dosierspritze nicht direkt mit dem Mund des Patienten in Kontakt.

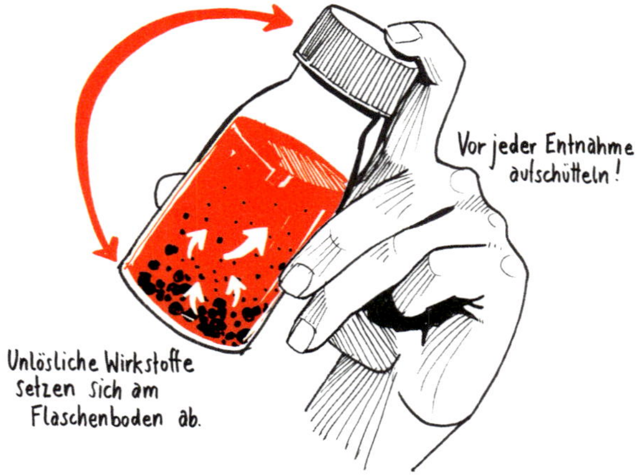
Vor jeder Entnahme aufschütteln!
Unlösliche Wirkstoffe setzen sich am Flaschenboden ab.

> Das Problem:

Wie dosiere ich den Antibiotika-Saft exakt?

Bei Medikamenten gegen bakterielle Infektionen, aber auch bei Arzneien gegen Schmerzen und Fieber muss die Wirkstoffmenge stimmen. Sonst hilft das Mittel nicht oder löst unerwünschte Nebenwirkungen aus.

11

> Die Lösung:

Antibiotika gegen bakterielle Infektionen wie Scharlach oder eine Mittelohrentzündung müssen einerseits die Bakterien abtöten, andererseits sollen sie von dem meist sehr jungen Patienten gut vertragen werden. Damit die Dosis stimmt, den Saft vor jeder Gabe aufschütteln. Der unlösliche Wirkstoff setzt sich nämlich am Flaschenboden ab, die ersten Gaben wären unter-, die letzten dagegen überdosiert.

Tipp:

Auch wenn Sie für Ihr krankes Kind alles kochen würden: Grießbrei oder Schokoladenpudding sind nicht unbedingt eine gute Idee. Manche Antibiotika vertragen sich nicht mit Milch oder Milchprodukten.
Lesen Sie in der Packungsbeilage nach, oder fragen Sie einen Apotheker oder Arzt.

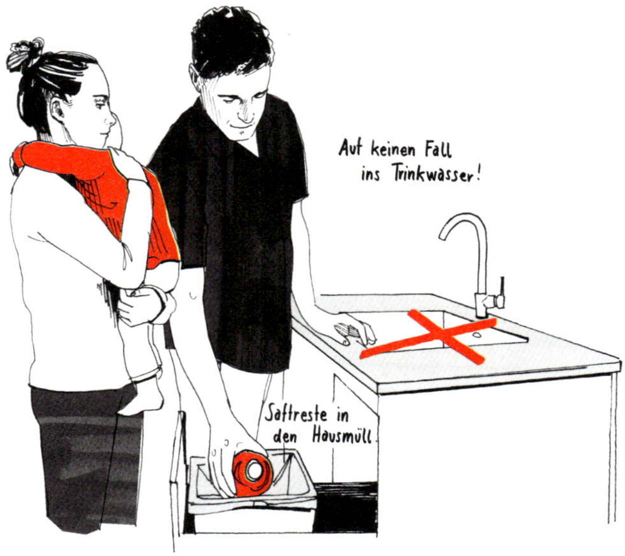

▷ **Das Problem:**

Es ist noch Antibiotika-Saft übrig.

Eine Flasche Antibiotika-Saft enthält genug Wirkstoff für ein großes Kind. Bei sehr kleinen oder leichten Kindern kann am Ende der ärztlich verordneten Therapiedauer noch Arznei in der Flasche zurückbleiben.

11

▷ **Die Lösung:**

Die Flasche nach Rücksprache mit der Apotheke entsorgen. In der Regel kann sie in den Hausmüll geworfen werden. Auf keinen Fall sollten Saftreste ins Trinkwasser geraten, deshalb nicht in die Toilette oder in die Spüle kippen.

Tipp:

Die Arzneimittelentsorgung ist in Deutschland nicht einheitlich geregelt. In manchen Regionen dürfen alte Medikamente in den Hausmüll, in anderen stehen spezielle Sammelstellen zur Verfügung.

Apotheken sind nicht dazu verpflichtet, abgelaufene oder nicht komplett verbrauchte Arzneien zurückzunehmen.

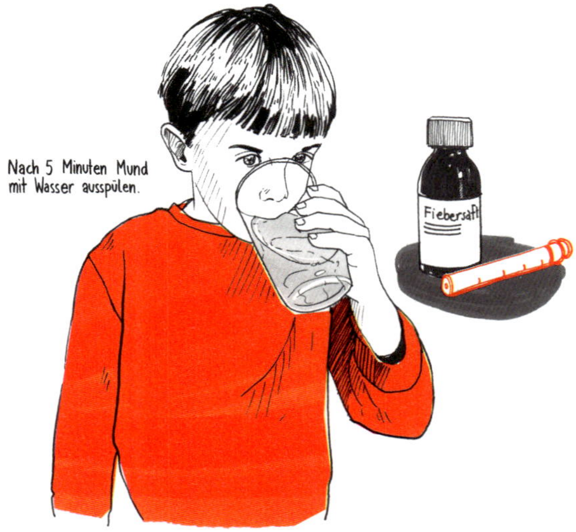

> Das Problem:

Der Saft entwickelt einen unangenehmen Geschmack.

Arzneistoffhersteller geben sich viel Mühe, Kindern Antibiotika- oder Fiebersäfte schmackhaft zu machen. Manchmal entwickelt sich aber nach einer Zeit ein unangenehmer Geschmack.

11

> Die Lösung:

Der Grund für den üblen Geschmack: Die Wirkstoffe im Saft werden vom Hersteller mit einem Überzug versehen, der dafür sorgt, dass der bittere Wirkstoff nicht wahrgenommen wird. Dieser Überzug löst sich nach einiger Zeit auf. Kleine Wirkstoffreste, die noch in der Mundhöhle sind, werden dann als unangenehm empfunden. Lassen Sie deshalb Ihr Kind nach etwa fünf Minuten den Mund mit einem Glas Wasser ausspülen.

Tipp:

Manche Wirkstoffe gibt es sogar in unterschiedlichen Geschmacksrichtungen. Fragen Sie am besten in der Apotheke nach.

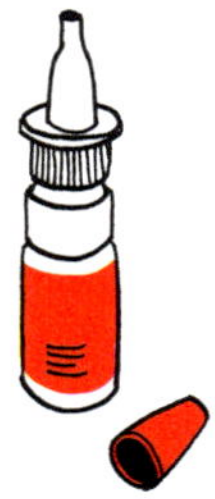

Spray

Lösung zum Einsprühen in das Nasenloch.

- Nasensprays sind so zusammengesetzt, dass sie die Nasenschleimhaut nicht reizen.
- Abschwellende Nasensprays werden bei Erkältungen angewandt. Durch das Abschwellen werden die Nebenhöhlen belüftet.
- Milder wirken Sprays mit natürlichen Salzen, die auch über längere Zeit angewandt werden können.
- Ein Sonderfall sind hormonhaltige Nasensprays, bei denen der Wirkstoff in den Körper aufgenommen wird.

Häufige Anwendungsgebiete: Erkältungsschnupfen, Pollenallergie, Hormontherapie gegen Bettnässen

Sprühen statt schlucken – so gelangt der Wirkstoff schnell, direkt und ohne unerwünschte Nebeneffekte ans Ziel. Bei der Anwendung kommt es jedoch auf die richtige Technik an.

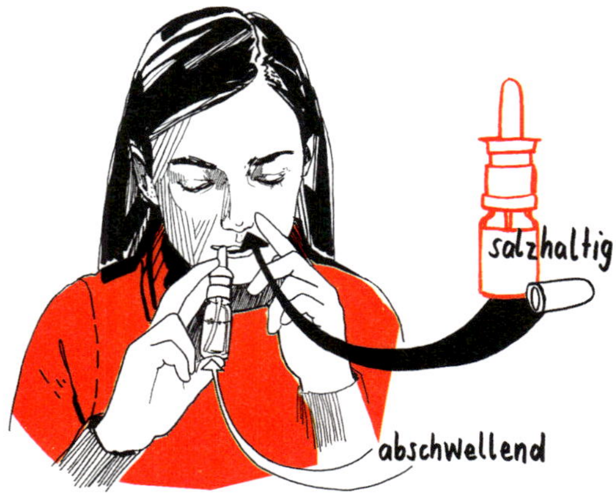

▷ **Das Problem:**

Die Nase ist ständig verstopft – trotz Schnupfenspray.

Abschwellende Nasensprays gegen Schnupfen sollten nicht länger als sechs Tage angewendet werden. Sonst gewöhnt sich die Schleimhaut an den Wirkstoff und schwillt dann beim Absetzen des Medikaments zu.

▷ **Die Lösung:**

12

Für den Nasenspray-Entzug haben sich zwei Methoden bewährt. Entweder das abschwellende Mittel für ein paar Tage nur in ein Nasenloch sprühen und in das andere eine salzhaltige Lösung geben. Ist das eine Nasenloch entwöhnt, kann man die abschwellenden Tropfen auch auf der anderen Seite absetzen.

Alternativ das Spray immer mit isotonischer Kochsalzlösung aus der Apotheke auffüllen, wenn das Fläschchen halb leer ist. Auf diese Weise wird die Wirkstoffkonzentration schrittweise gesenkt.

Tipp:

Wenn die Nase nach dem Entzug immer noch chronisch verstopft ist, sollte die Ursache ärztlich abgeklärt werden. Vielleicht steckt eine Allergie dahinter, die bisher nicht diagnostiziert wurde.

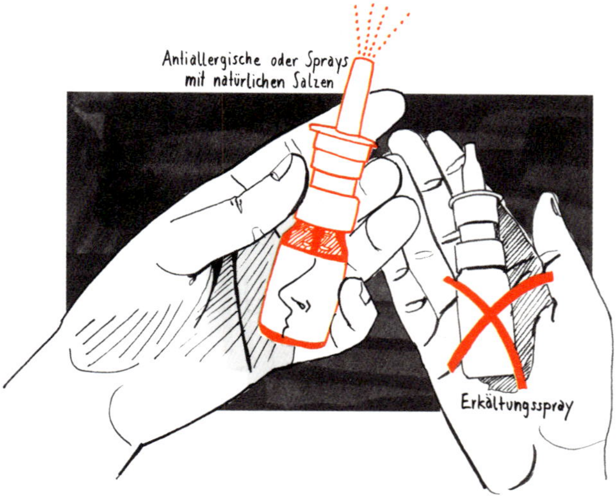

Das Problem:

Mein Erkältungsspray will ich auch gegen Heuschnupfen nutzen.

Abschwellende Nasensprays gegen Erkältung machen auch bei Heuschnupfen die Nase frei – sind aber nicht für die Allergie-Therapie gedacht.

Die Lösung:

Arzneimittel sollten grundsätzlich nur für die Beschwerden verwendet werden, für die sie laut Gebrauchsinformation zugelassen sind. Die abschwellenden Wirkstoffe im Schnupfenspray, das Sie während der letzten Erkältung gekauft haben, sind nicht zum Dauergebrauch geeignet.

Es kann deshalb der Nasenschleimhaut schaden, wenn man das Präparat während der gesamten Pollensaison gegen Heuschnupfen nutzt. Besser eignen sich spezielle antiallergische Varianten.

Tipp:

Eine mögliche Alternative sind Nasensprays mit natürlichen Salzen. Diese wirken nicht so intensiv, eignen sich aber sowohl für Erkältungs- als auch für Heuschnupfen.

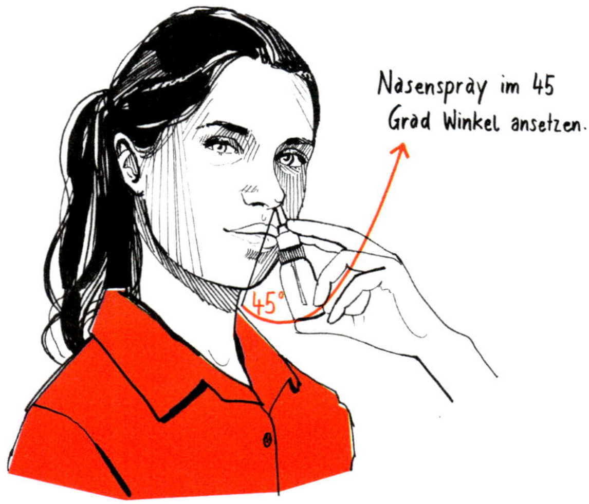

▷ **Das Problem:**

Das Nasenspray läuft mir in den Rachen.

Die Wirkstoffe von Nasensprays hinterlassen einen bitteren Geschmack, wenn sie in den Rachen laufen. Das ist unangenehm, aber nicht gefährlich.

▷ **Die Lösung:**

12

Zwischen der Nasenhöhle und dem Rachenraum gibt es eine Verbindung. Wird ein Nasenspray nicht richtig angewendet, läuft die Lösung in den Rachen.
Achten Sie darauf, den Behälter in einem Winkel von etwa 45 Grad anzusetzen, dann gelangt die Flüssigkeit genau auf die Schleimhaut.

Bei Quetschfläschchen nicht zu viel Druck ausüben, sonst wird die Arzneilösung nicht als feiner Nebel, sondern als dünner Strahl freigesetzt, der in den Rachen läuft.

Tipp:
Lässt sich das Problem nicht beheben, kann man von der Quetschflasche auf ein Zerstäuberspray umsteigen. Das erfordert bei der Anwendung weniger Geschicklichkeit.

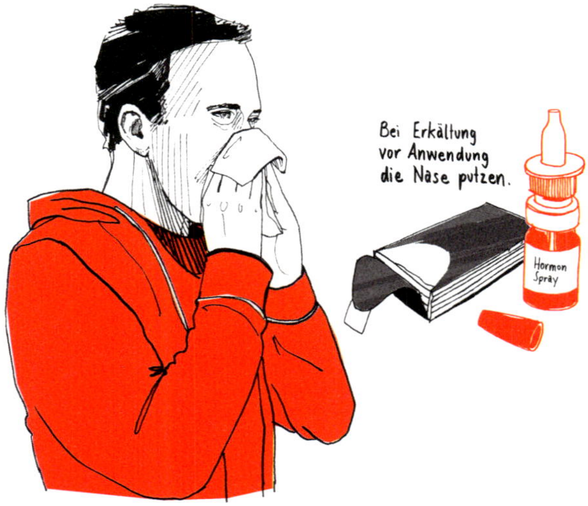

Das Problem:

Ich nehme Hormone als Nasenspray. Wirkt es auch bei Schnupfen?

Patienten mit Prostatakrebs oder bestimmten Hormonstörungen müssen regelmäßig hormonhaltige Nasensprays anwenden. Keine Sorge: Ein Schnupfen blockiert die Wirkung nicht.

Die Lösung:

Manche Hormone werden gut über die Nasenschleimhaut aufgenommen, sodass sie nicht ins Blut injiziert werden müssen. Die möglichen Anwendungsgebiete reichen von Hormonstörungen oder nächtliches Bettnässen bis hin zu Prostatakrebs. Studien haben gezeigt, dass eine Erkältung die Aufnahme über die Nase nicht stark beeinträchtigt.

Im Normalfall reicht es aus, wenn Sie sich vor der Anwendung die Nase putzen. In Ausnahmefällen ist nach Rücksprache mit dem Arzt für die Zeit der Erkältung eine häufigere Anwendung des Sprays nötig.

Tipp:

Wer dauerhaft Medikamente einnehmen muss und nun eine Erkältung oder eine Grippe mit rezeptfreien Arzneien bekämpfen will, sollte sich beim Arzt oder Apotheker über eventuelle Wechselwirkungen informieren.

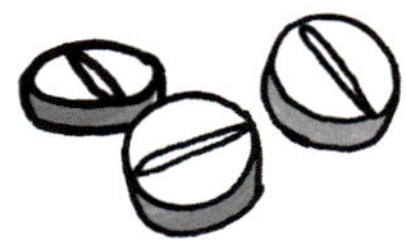

Tabletten

Feste Arzneiform, die meist geschluckt wird. Es gibt aber auch Tabletten, die unter die Zunge gelegt werden, und Schmelztabletten, die sich in der Mundhöhle auflösen.

- Eine Sonderform sind Retard- oder Depottabletten: Sie geben den Wirkstoff über einen längeren Zeitraum ab, sodass der Patient nicht so oft an die Einnahme denken muss.
- Achtung: Nicht jede Tablette darf geteilt oder zerkleinert werden.
- Am besten mit einem Glas Wasser schlucken.

Häufige Anwendungsgebiete: Bluthochdruck, Kopfschmerzen

13

Viele Arzneien werden als Tablette geschluckt. Damit ihre Wirkung bei der Passage durch Magen und Darm erhalten bleibt, ist bei der Einnahme einiges zu beachten.

13

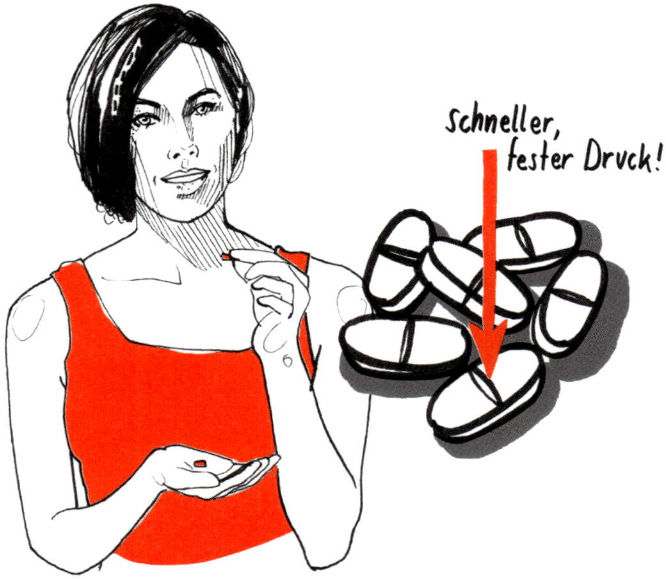

▷ **Das Problem:**

Ich muss eine Tablette teilen.

Das lässt sich nicht immer vermeiden. Mögliche Gründe können sein, dass schon die geringste verfügbare Dosierung zu stark ist oder die Dosis im Verlauf der Therapie angepasst werden muss. Oft betrifft das Kortisonpräparate oder Schilddrüsenhormone.

▷ **Die Lösung:**

Teilen Sie die Tablette durch möglichst schnellen und festen Druck. Wenn Sie den Druck nur allmählich aufbauen, führt das zu unterschiedlich großen Teilstücken und damit zu Dosierungsfehlern.

13

Bevor Sie aber eine Tablette teilen, unbedingt in der Apotheke nachfragen, ob sich das Medikament dafür eignet. Viele Tabletten dürfen nicht geteilt werden, wie zum Beispiel solche mit verzögerter Wirkstoff-Freisetzung (Retard-Präparate) oder solche, die nur eine sehr geringe Wirkstoffmenge enthalten.

Tipp:

Müssen Sie dauerhaft Tabletten halbieren oder vierteln, lohnt sich die Anschaffung eines Tabletten-Teilers. Fragen Sie in Ihrer Apotheke danach.

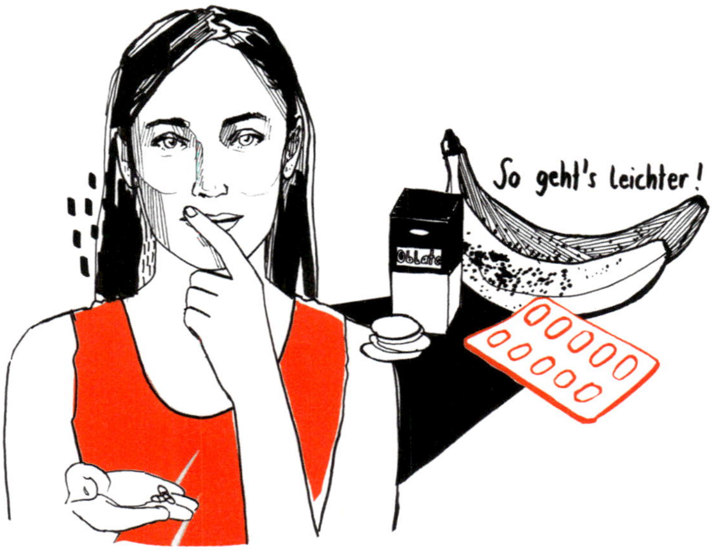

> Das Problem:

Mein Mund ist zu trocken, um die Tablette zu schlucken.

Tabletten bleiben auf der trockenen Mundschleimhaut haften und können nicht geschluckt werden. Gefährlich wird es, wenn eine Tablette in der Speiseröhre stecken bleibt.

Die Lösung:
Oft hilft es, die Tablette zum leichteren Schlucken in eine angefeuchtete Backoblate zu wickeln oder in ein Stück Banane zu drücken. Sie tun sich auch damit schwer? In der Apotheke gibt es spezielle dickflüssige Lösungen, die das Problem beheben können.

Auf keinen Fall die Tabletten ohne Rücksprache mit dem Arzt oder Apotheker einfach zerkleinern. Der Wirkstoff kann dadurch inaktiv oder in zu großen Mengen freigesetzt werden.

Tipp:
Mundtrockenheit kann auch als Nebenwirkung eines Medikaments auftreten, zum Beispiel bei Mitteln gegen Depressionen. Eventuell kann eine Umstellung auf ein anderes Präparat Abhilfe schaffen.

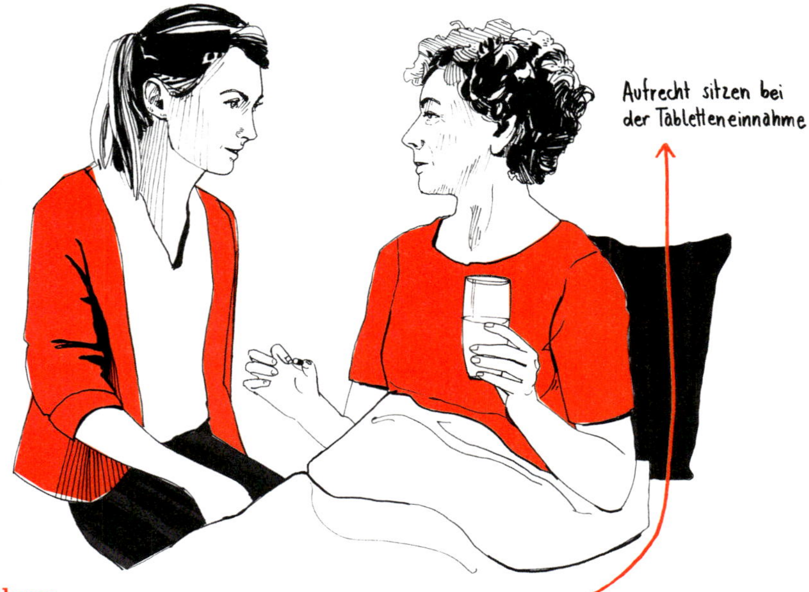

▷ **Das Problem:**

Eine bettlägerige Person muss Tabletten einnehmen.

Tabletten sollten immer in aufrechter Körperhaltung eingenommen werden, damit sie wirklich im Magen landen und nicht in der Speiseröhre stecken bleiben.

▷ **Die Lösung:**

Der Patient soll bei der Einnahme der Tablette aufrecht sitzen. Pflegebedürftigen kann zum Beispiel eine Schnur, die am Bettende angebracht wird, dabei helfen, sich aufzurichten. Gelingt dies nicht, müssen Angehörige die Person unterstützen.

Bei manchen Medikamenten muss die aufrechte Position sogar für mindestens 30 Minuten beibehalten werden. Dazu gehören die Bisphosphonate gegen Osteoporose. Sie können Geschwüre in der Speiseröhre verursachen, wenn sie dort haften bleiben.

Tipp:

Bettlägerige Patienten sollten nach der Einnahme von Tabletten immer einige Schluck Wasser nachtrinken, idealerweise ein Glas voll. Das kann verhindern, dass das Medikament im Hals stecken bleibt und sich bereits dort auflöst.

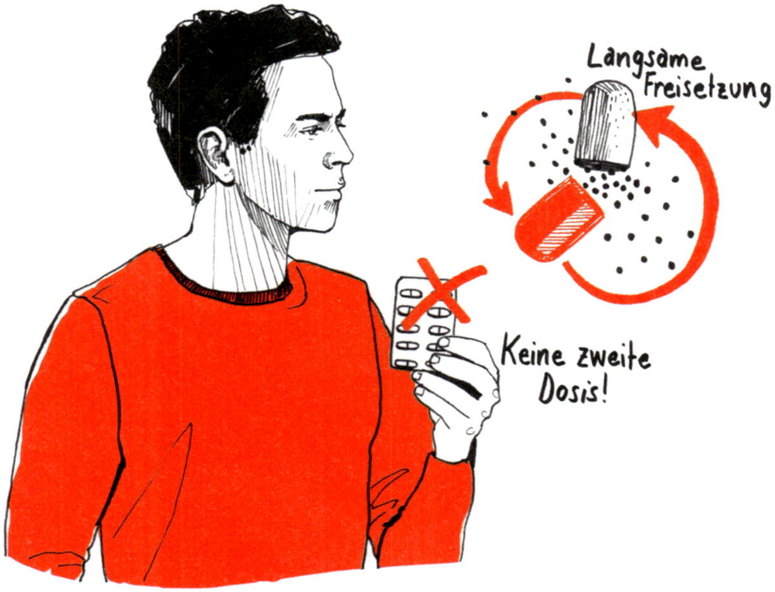

Das Problem:

Das Schmerzmittel lindert meine Schmerzen nicht.

Viele Patienten mit chronischen Schmerzen nehmen Arzneimittel regelmäßig und vorbeugend. Doch was tun, wenn die Medikamente nicht gegen die Beschwerden helfen?

Die Lösung:

Menschen mit chronischen Schmerzen, etwa Tumorpatienten, sollten mit ihrem Arzt einen Plan besprechen für den Fall, dass trotz des Medikaments Schmerzen auftreten. Am besten werden darüber auch die Angehörigen informiert.

Nicht eigenmächtig eine zweite Dosis der Arznei einnehmen. Viele schmerzlindernde Mittel setzen ihren Wirkstoff langsam über längere Zeit frei. Ein solches Retard- oder Depot-Präparat wirkt im Akutfall nicht schnell genug, bei doppelter Einnahme drohen jedoch starke Nebenwirkungen.

Tipp:

Rezeptfreie Schmerzmittel, etwa mit den Wirkstoffen Ibuprofen, Paracetamol oder Acetylsalicylsäure, nicht länger als drei Tage nacheinander und nicht häufiger als zehn Tage pro Monat nehmen. Sonst steigt das Risiko von Nebenwirkungen.

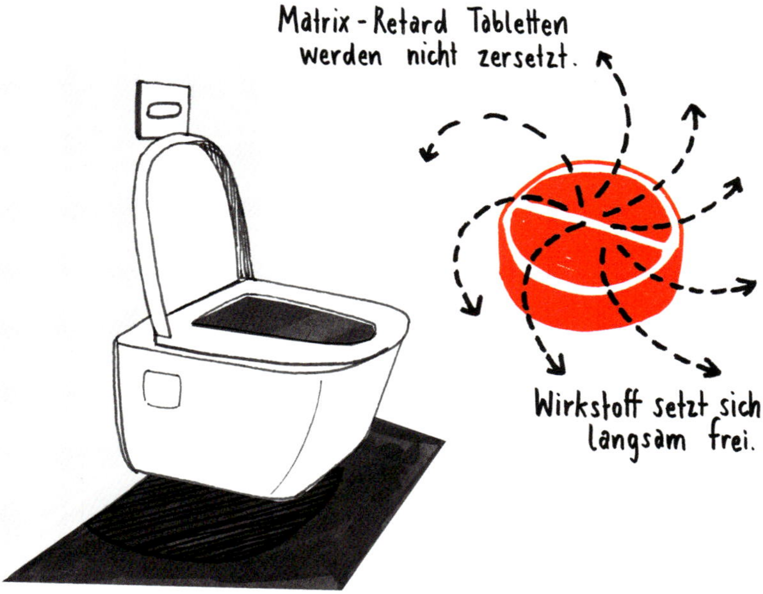

▷ **Das Problem:**

Tablettenreste werden ausgeschieden.

Manchmal finden sich nach dem Stuhlgang scheinbar unveränderte Reste von Tabletten in der Toilette. Hat das Medikament dann überhaupt gewirkt?

▷ **Die Lösung:**

Diese Sorgen sind unbegründet. Manche Tabletten enthalten ein feines Kunststoffgerüst, in das der Wirkstoff eingebettet ist. Er wird daraus langsam freigesetzt. Solche sogenannten Matrix-Retard-Tabletten werden im Darm nicht zersetzt, sondern optisch weitgehend unverändert wieder ausgeschieden. Unter anderem gehören einige Blutdrucksenker zu dieser Arzneimittelgruppe.

Tipp:

Manche Medikamente verfärben den Urin. Nach der Einnahme mancher Antidepressiva beispielsweise wird der Urin leicht grünlich. Das ist in diesem Fall völlig normal.

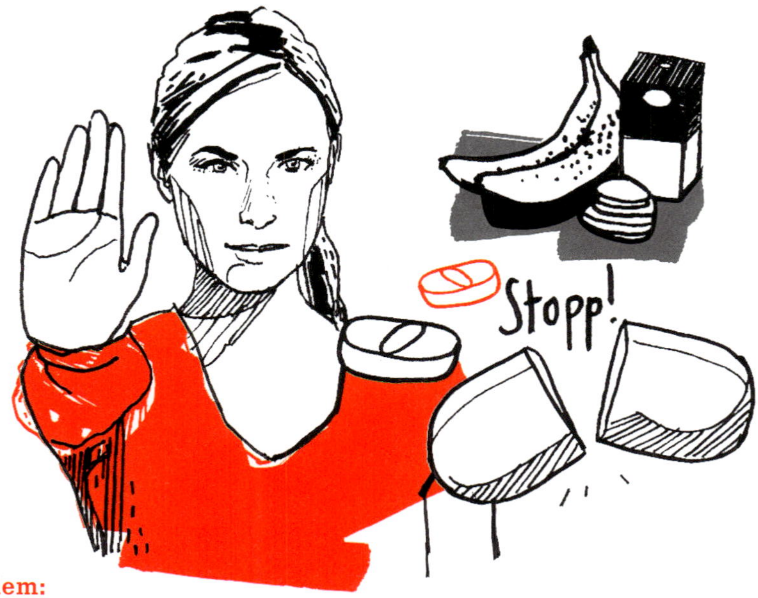

> **Das Problem:**

Ich möchte meine Tablette zerkleinern.

Schluckprobleme bei großen Tabletten sind der wichtigste Grund, warum Patienten Präparate vor dem Einnehmen zerstoßen. Manchmal ist das kein Problem, mitunter kann es aber gefährliche Folgen haben.

> **Die Lösung:**

Problematisch ist das Zerkleinern vor allem bei Arzneimitteln, die den Wirkstoff langsam über einen längeren Zeitraum freisetzen. Denn wenn solche Retard- oder Depot-Präparate vor dem Einnehmen zerkleinert oder geteilt werden, gelangt der Tagesbedarf an Wirkstoff möglicherweise in zu kurzer Zeit in den Körper. Nebenwirkungen und Symptome einer Überdosis können die Folge sein.
Daher sollten Sie bei Schluckproblemen das Medikament zum Beispiel mit einer Banane schlucken oder in eine angefeuchtete Backoblate einwickeln.

Tipp:

Ob ein Arzneimittel zerkleinert werden darf, hängt nicht nur vom Wirkstoff ab, sondern auch von der Herstellungsmethode. Daher kann derselbe Wirkstoff je nach Hersteller manchmal zerkleinert werden, manchmal nicht. In der Apotheke kann man Sie dazu beraten.

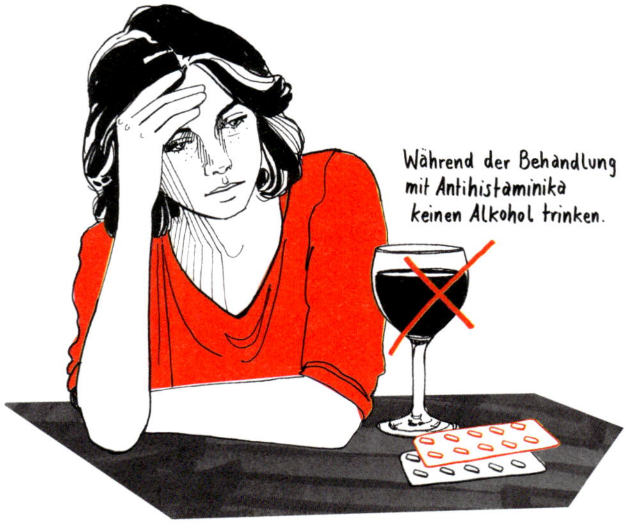

▷ **Das Problem:**

Das Allergiemittel macht mich so müde.

Müdigkeit war eine häufige Nebenwirkung älterer Allergiemedikamente. Moderne Präparate machen deutlich weniger schläfrig und sind heute Standard in der Behandlung von Heuschnupfen und anderen Allergien.

▷ **Die Lösung:**

Auch wenn moderne Allergiemittel weniger müde machen, bemerken viele Patienten immer noch, dass sie durch die Tabletten schläfrig werden. Das gilt vor allem in der Anfangsphase der Behandlung. Mit der Zeit gewöhnt sich der Körper daran, die Nebenwirkung lässt nach.

Für die Dauer der Therapie am besten auf Alkohol verzichten. Er verstärkt die dämpfende Wirkung des Antiallergikums deutlich.

Tipp:

Wenn Sie sich durch den Einfluss der Arznei nicht fit und wach fühlen, fahren Sie besser nicht selbst Auto. Sie könnten sonst bei einem Unfall für die Schäden haften müssen.

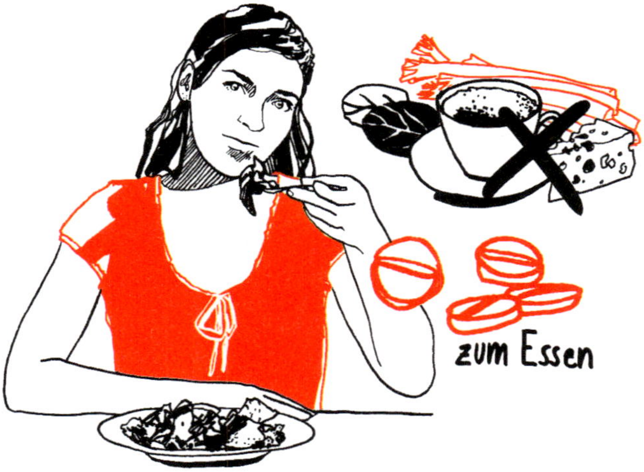

Das Problem:

Ich vertrage die Eisentabletten nicht.

Hat der Arzt einen Eisenmangel festgestellt, lässt sich dieser durch Eisenpräparate schneller und zuverlässiger beheben als durch eine Ernährungsumstellung. Die Mittel sind jedoch nicht besonders magenverträglich.

Die Lösung:

Wenn Sie das Präparat zum Essen nehmen anstatt vor der Mahlzeit, verringert das die Gefahr von Magenbeschwerden. Allerdings wird dann weniger vom enthaltenen Eisen aufgenommen.

Damit das Spurenelement an seinem Ziel im Körper ankommt, müssen Sie darauf achten, was Sie essen. Meiden Sie Nahrungsmittel mit eisenbindenden Inhaltsstoffen wie Spinat, Rhabarber und Milchprodukte. Zudem sollten Sie wegen der Gerbstoffe keinen Rotwein, Kaffee oder Tee zu sich nehmen. Speisen und Getränke, die viel Vitamin C enthalten, können die Aufnahme des Eisenpräparats dagegen verbessern.

Tipp:

Wenn Sie Arzneimittel nehmen müssen, die auf den Magen schlagen, schlucken Sie sie am besten zu einer leichten, fettarmen Mahlzeit. So schützt das Essen die Magenschleimhaut und liegt zudem nicht so lange im Magen wie zum Beispiel fettreiche Speisen.

13

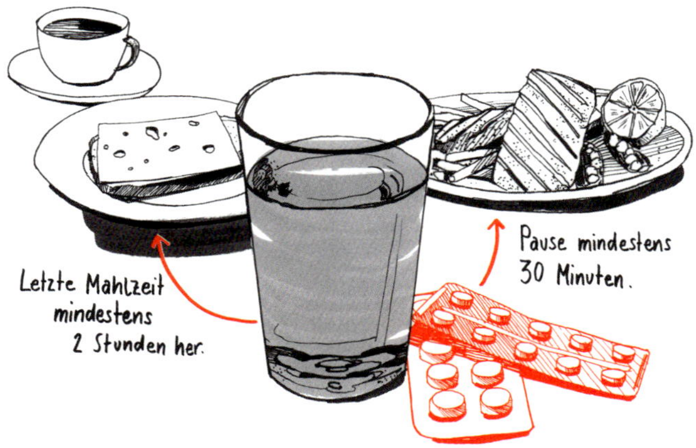

▷ **Das Problem:**

Ich soll meine Tabletten nüchtern einnehmen.

Viele Medikamente vertragen den Kontakt mit Nahrung nicht und müssen auf leeren Magen genommen werden.

▷ **Die Lösung:**

Nüchtern heißt nicht, dass Sie das Medikament unbedingt frühmorgens vor dem Frühstück nehmen müssen – auch wenn das für viele Patienten am praktikabelsten ist.

13

Ansonsten gilt: Die letzte Mahlzeit sollte bei Medikamenteneinnahme mindestens zwei Stunden zurückliegen. Die Pause bis zum nächsten Essen sollte nach der Einnahme eine halbe bis eine Stunde betragen. Das verhindert, dass etwa ein Antibiotikum von der Magensäure zersetzt wird.

Tipp:

Medikamente wie Schilddrüsenhormone oder Bisphosphonate gegen Osteoporose, die Sie morgens nüchtern nehmen sollen, am besten im Nachtkästchen aufbewahren und schon am Vorabend ein Glas Wasser bereitstellen.

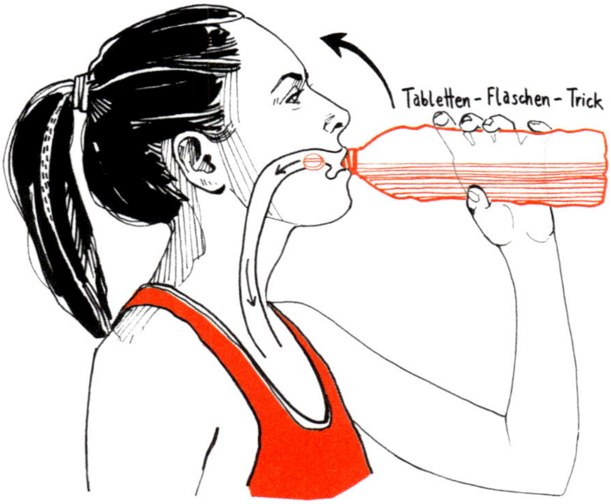

Das Problem:

Ich kann die Tablette nicht gut schlucken.

Schauspieler, die in Filmen ein Medikament nehmen, trinken ein Glas Wasser und werfen dann den Kopf in den Nacken. Wer das nachmacht, bekommt Probleme.

Die Lösung:

Tabletten lassen sich mit aufrechtem oder etwas nach hinten geneigtem Kopf am leichtesten hinunterschlucken. Bewährt hat sich dabei der sogenannte Tabletten-Flaschen-Trick: eine Plastikflasche mit stillem Wasser füllen, das Medikament auf die Zunge legen und die Flaschenöffnung fest mit den Lippen umschließen, sodass keine Luft in die Flasche strömen kann. Nun einen kräftigen Schluck aus der Flasche saugen, wobei diese sich zusammenziehen muss. Das Wasser bei leicht nach hinten geneigtem Kopf sofort schlucken. Die Tablette folgt der Schwerkraft zum Zungengrund und wird mitgespült.

Tipp:

Sprechen Sie auf alle Fälle mit Ihrer Ärztin oder Ihrem Arzt, wenn Ihnen das Schlucken schwerfällt. Oft kann man durch eine Therapie beim Logopäden zum Beispiel etwas dagegen tun. Außerdem besteht eventuell die Notwendigkeit, eine Krankheit als Ursache auszuschließen.

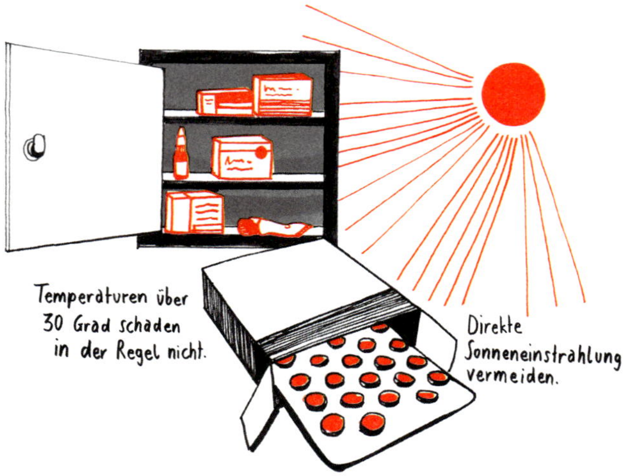

▷ **Das Problem:**

Im Sommer wird es in der Wohnung heiß.

Nicht über 25 Grad lagern, steht auf vielen Medikamentenschachteln. Was also tun, wenn es im Sommer für ein paar Tage im Haus deutlich wärmer wird?

▷ **Die Lösung:**

Der Hinweis, die Arznei vor Temperaturen von über 25 Grad zu schützen, gilt für Apotheken. Diese müssen die Präparate entsprechend kühl lagern, damit die Haltbarkeit gewährleistet bleibt.

13

Da Privatpersonen ihre Medikamente meist innerhalb weniger Monate aufbrauchen, schadet es den Mitteln in der Regel nicht, wenn die Temperatur im Raum kurzzeitig auf über 30 Grad steigt. Direkte Sonnenbestrahlung sollte man allerdings vermeiden.

Tipp:

Empfindlicher als Tabletten sind Zäpfchen und auch viele Cremes. Deshalb einmal im Jahr prüfen, ob die Arzneien in der Hausapotheke noch verwendet werden können.

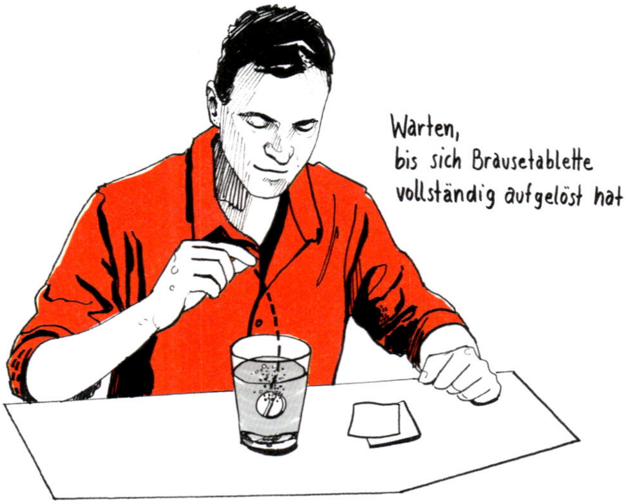

Das Problem:

Für Brausetabletten bin ich zu ungeduldig.

Je nach Präparat kann es bis zu eine Minute dauern, bis sich eine Brausetablette aufgelöst hat.

Die Lösung:
Einige schmerzstillende Wirkstoffe gibt es auch in dieser Darreichungsform. Wer eine Brausetablette nimmt, sollte allerdings warten, bis sie sich vollständig aufgelöst hat. Trinkt man die Arzneilösung, solange noch kleine Tablettenpartikel darin schwimmen, besteht die Gefahr, dass sich diese an die Schleimhaut der Speiseröhre heften und sie schädigen.

Der Vorteil von Brausetabletten: Patienten müssen zwar vor der Einnahme kurz warten, doch dafür tritt die Wirkung des Mittels schneller ein als bei einer Tablette zum Schlucken.

Tipp:
Normale Kopfschmerztabletten besser nicht in Wasser auflösen und trinken. Die Wirkstoffe schmecken sehr schlecht, vor allem Ibuprofen.

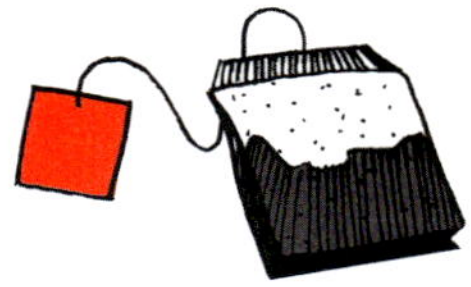

Tees

Zubereitung aus getrockneten und zerkleinerten Arzneipflanzen, die mit heißem Wasser übergossen oder abgekocht werden.

- Praktische Alternative zu Tees, die man aufgießen und abseihen muss: Fertigtees in Form von wasserlöslichem Pulver.
- Wie lange der Tee ziehen muss, steht in der Packungsbeilage.
- Für den zeitnahen Gebrauch gedacht. Nicht in der Thermoskanne aufbewahren.
- Tee vor Licht und Feuchtigkeit schützen, er könnte sonst verkeimen und schimmeln.

Häufige Anwendungsgebiete: Erkältung, Blasenentzündungen, Verdauungs- und Schlafprobleme

Ein Aufguss aus Heilpflanzen ist eine der ältesten Arzneiformen in der Pharmazie. Mit einigen Tipps kommt der Tee erst richtig zur Geltung.

14

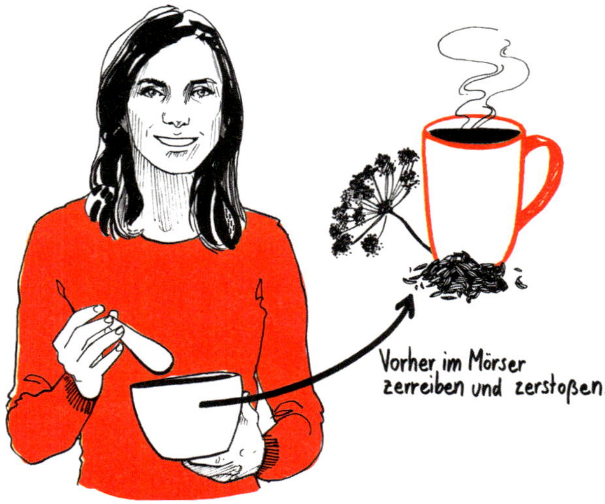

▷ **Das Problem:**

Der Fencheltee schmeckt nach nichts.

Anis, Fenchel und Kümmel helfen der Verdauung. Anis und Fenchel sollen zudem bei Erkältungen den Schleim in den Bronchien lösen. Doch der aus den Früchten der Heilpflanzen zubereitete Tee schmeckt oft recht fade.

▷ **Die Lösung:**

Einen aromatischen Tee bekommt man nur, wenn man die Früchte vor dem Überbrühen in einem Mörser zerstößt. Zu aufwendig? In der Apotheke gibt es auch bereits gequetschte Früchte zu kaufen. Nachteil: Der Duft der Heilpflanzen verfliegt bei der Lagerung schneller.

Tipp:

Honig ist gut geeignet, um Tee zu süßen – allerdings nicht für Kinder unter einem Jahr, weil er krank machende Bakteriensporen enthalten kann.

14

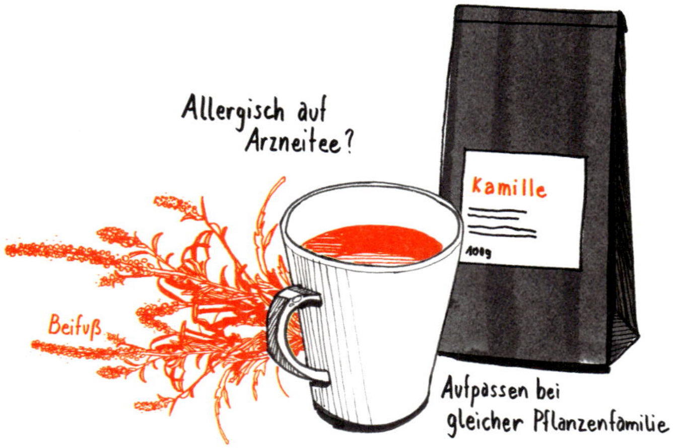

Das Problem:

Ich reagiere auf den Heiltee allergisch.

Manche Menschen bemerken nach dem Trinken von Arzneitee Allergiesymptome wie Naselaufen oder Augenjucken.

Die Lösung:

Wer unter einer Pollenallergie leidet, reagiert unter Umständen auch allergisch auf manche Tees, die Heilpflanzen enthalten. Das passiert vor allem, wenn das Heilkraut und der Allergieauslöser aus derselben Pflanzenfamilie stammen. Wer zum Beispiel bei Beifuß Probleme bekommt, muss unter Umständen bei Kamillentee aufpassen. Generell sollten sich Heuschnupfen-Patienten über mögliche Unverträglichkeiten informieren.

Tipp:

Da allergieauslösende Arzneipflanzen sich auch in anderen Arzneimitteln als Tee befinden können, sollten Sie Ihre Apotheke über Ihre Allergien informieren, wenn Sie ein pflanzliches Arzneimittel kaufen.

14

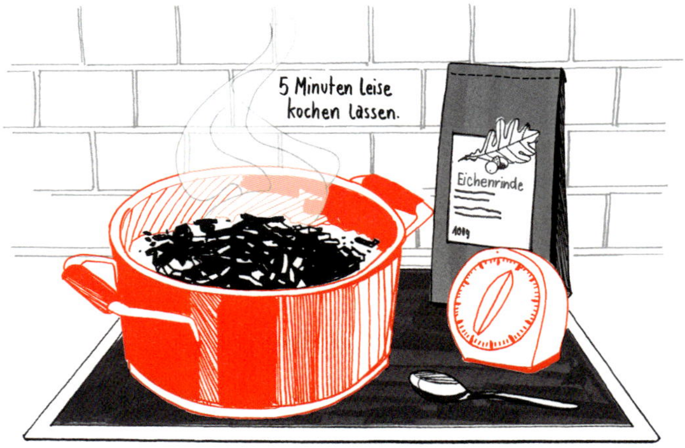

▷ **Das Problem:**

Der Aufguss wirkt nur schwach.

Arzneitees, die aus Wurzeln oder Hölzern bestehen, geben ihre heilenden Inhaltsstoffe nicht so leicht an den Teesud ab. Dazu gehört zum Beispiel Eichenrinde gegen Mundentzündungen.

▷ **Die Lösung:**

Viele solcher Wurzel- oder Holztees müssen als sogenannte Abkochung hergestellt werden. Das bedeutet: Die vorgeschriebenen Mengen an Wasser und Wurzel mit kochenden Wasser ansetzen und diesen Ansatz für etwa fünf Minuten leise kochen lassen.

Tipp:

Manche Tees werden kalt angesetzt – entweder weil die Inhaltsstoffe keine Hitze vertragen oder weil sie dann verträglicher sind. Das gilt zum Beispiel für Bärentraube gegen Harnwegsinfekte, Enzian gegen Magenbeschwerden oder Eibisch und Malve gegen trockenen Reizhusten.

14

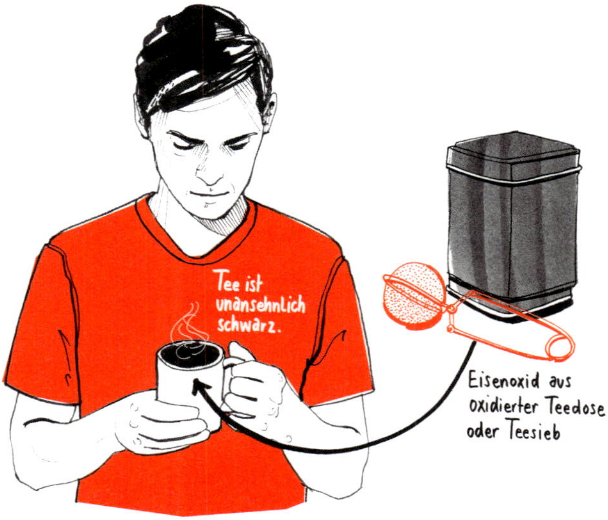
Tee ist unansehnlich schwarz.
Eisenoxid aus oxidierter Teedose oder Teesieb

> **Das Problem:**

Mein Tee ist nach der Zubereitung sehr schwarz.

Ist der Arzneitee sehr dunkel, könnte man vermuten, dass mit den Heilpflanzen etwas nicht in Ordnung ist. Doch meist liegt die Ursache woanders.

> **Die Lösung:**

Viele Heilpflanzen, etwa Mädesüß gegen fiebrige Katarrhe, enthalten sogenannte phenolische Verbindungen. Diese färben sich beim Kontakt mit winzigen Mengen Eisenoxid schwarz. Dieses kann zum Beispiel aus einer leicht oxiderten Teedose oder aus dem Teesieb stammen.

Wurde der Tee mit Honig gesüßt, kann auch dessen Kontakt mit einer rostigen Honigschleuder der Grund für die Schwarzfärbung sein. Hier hilft nur, den Ursprung des Eisenoxids zu finden und zu vermeiden.

Tipp:

Arzneitees vor Licht geschützt aufbewahren, zum Beispiel in einer braunen Glasflasche mit weitem Hals. Auch eine einwandfreie Metalldose ist eine Möglichkeit. Die Papiertüte, in der man den Tee in der Apotheke kauft, eignet sich nicht für die Lagerung.

14

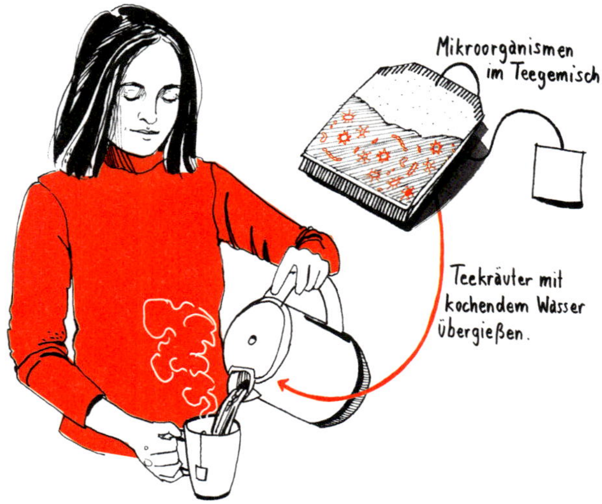

▷ **Das Problem:**

Der Tee schmeckt nach einiger Zeit säuerlich.

Nach dem Erkalten in der Tasse oder nach ein paar Stunden in der Thermoskanne ist der Aufguss nicht mehr genießbar.

▷ **Die Lösung:**

Teeaufgüsse immer frisch zubereitet genießen. Wer sie zu lange stehen lässt oder über den Tag verteilt trinkt, riskiert Wirkverluste. Denn die Inhaltsstoffe können sich zersetzen. Das gilt vor allem für Vitamin C sowie für ätherische Öle.

14

Tipp:

Das Wasser sollte beim Aufgießen wirklich kochen, dann werden enthaltene Keime abgetötet. Bei Teekräutern handelt es sich um ein Naturprodukt, das schonend getrocknet wurde. Es ist daher möglich, dass Mikroorganismen im Gemisch enthalten sind. Sie werden nur durch eine korrekte Zubereitung unschädlich gemacht.

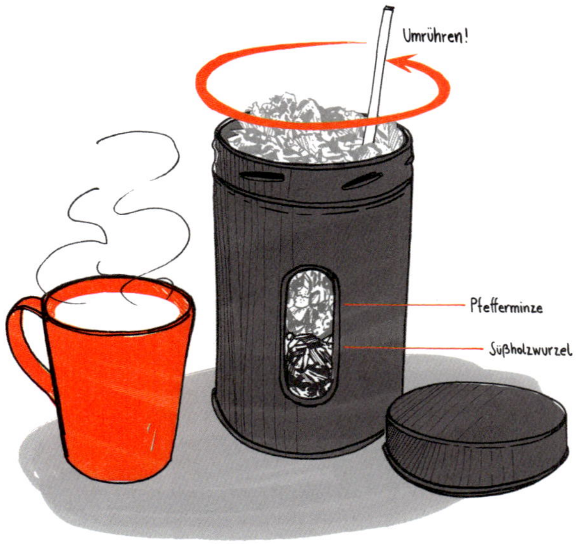

> Das Problem:

Der Tee in der Dose entmischt sich.

Der Hustentee nach Omas Hausrezept trennt sich mit der Zeit in seine Bestandteile auf. Das bedeutet: Süßholzwurzelstücke etwa liegen unten in der Dose, die leichteren Pfefferminzblätter bleiben oben.

> Die Lösung:

Heilpflanzentees mit unterschiedlich schweren Bestandteilen entmischen sich leicht. Oft ist es daher unumgänglich, den Tee vor der Entnahme aus seinem Behältnis kurz durchzurühren. Kommerzielle Teemischungen sind oft so zusammengestellt, dass eine Entmischung durch Bestandteile verhindert wird, die zur Wirkung nichts beitragen, aber mehr Volumen liefern.

Tipp:

Wenn es sich um eine Teemischung nach Familienrezept handelt, dann lassen Sie doch mal die Apotheke einen Blick auf die Zusammensetzung werfen.

14

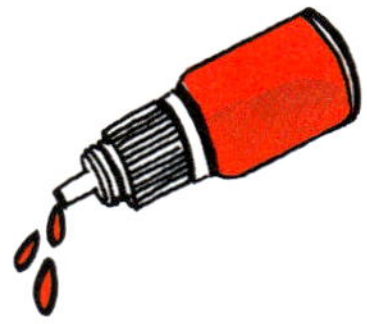

Tropfen

Flüssiges Arzneimittel, das in einem speziellen Fläschchen in Form von Tropfen dosiert werden kann.

- Da die Arzneistoffe bereits gelöst sind, wirken diese Medikamente meist schnell.
- Häufig enthalten Tropfen Alkohol. Wer keinen zu sich nehmen darf, sollte eventuell auf eine andere Arzneiform ausweichen.
- In der Regel werden Tropfen nicht pur geschluckt. In Wasser verdünnen und zügig trinken.

Häufige Anwendungsgebiete: Husten, Magenbeschwerden, Blähungen

Damit Wirkstoffe in Tropfenform sicher im Magen ankommen, gibt es einige hilfreiche Tipps.

15

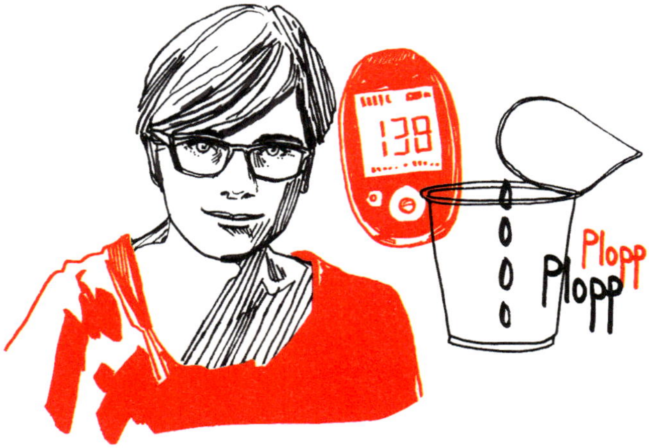

▷ **Das Problem:**

Ich sehe schlecht. Es fällt mir schwer, Tropfen abzuzählen.

Für Menschen mit einer Sehbehinderung ist es kaum möglich, Tropfen zu zählen. Betroffene Diabetiker können oft ihre Blutzuckerwerte nicht ablesen, das genaue Dosieren des Insulins ist mit üblichen Pens und Spritzen schwierig.

▷ **Die Lösung:**

Die Tropfen in einen leeren, gut gereinigten Joghurtbecher geben, wo sie ein deutliches Geräusch machen. Anschließend füllen Sie den Becher mit Wasser und trinken ihn sofort aus.

Tipp:

Für die Diabetes-Therapie gibt es Messgeräte mit großem Display und Injektionshilfen, die wie eine Eieruhr zu bedienen sind. Damit können auch Sehbehinderte die richtige Dosis einstellen.

15

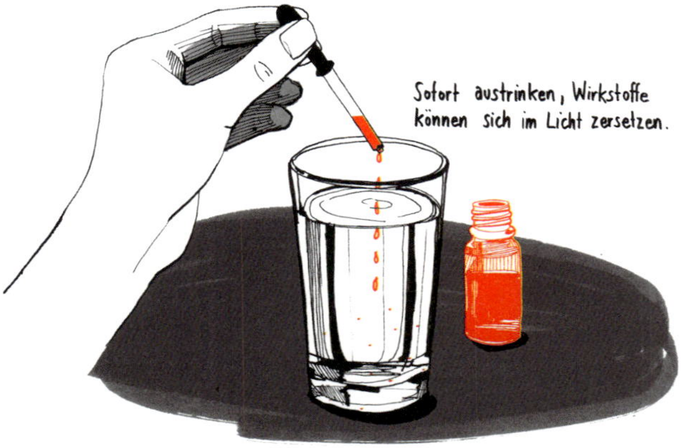

Das Problem:

Ich will die Tropfen nicht pur schlucken.

Viele Präparate in Tropfenform besitzen einen unangenehmen Geschmack. Manche brennen im Mund wegen ihres hohen Alkoholgehalts. Doch bevor Sie sie verdünnen, sollten Sie in der Apotheke nachfragen.

Die Lösung:

Arzneimittel in Tropfenform können meist auch in einem Glas Wasser eingenommen und so verdünnt werden. Allerdings sollte man die Flüssigkeit dann sofort austrinken. Steht das Wasser längere Zeit, können sich die Wirkstoffe eventuell im Licht zersetzen. Das gilt zum Beispiel für den Wirkstoff Nifedipin, der bei Herzbeschwerden und hohem Blutdruck zum Einsatz kommt.

Übrigens: Pflanzliche Mittel werden beim Verdünnen oft trüb. Das beeinträchtigt aber nicht ihre Wirkung

Tipp:

Unangenehm schmeckende Arzneien lassen sich häufig mit Fruchtsaft mischen. Das sollten Sie aber vorab mit Ihrem Apotheker besprechen. Auch mit Milch vertragen sich manche Präparate nicht.

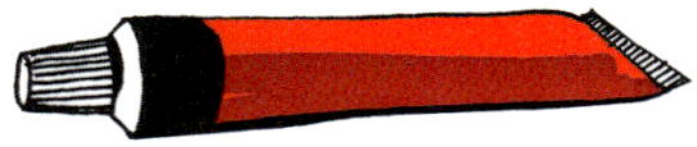

Vaginalcreme, Vaginalgel

Speziell für die Anwendung in der Scheide.

- Vor und nach der Anwendung Hände waschen. Tube nicht in Kontakt mit der Hautstelle bringen.
- Liegt ein Applikator bei, diesen nach der Anwendung mit warmem Wasser waschen, aber nicht auskochen.
- Am besten eine Slipeinlage tragen, da ein Teil der Creme wieder aus der Scheide laufen kann.

Häufige Anwendungsgebiete: Hormonmangel (Scheidentrockenheit), bakterielle oder Pilz-Infektionen der Scheide

Antiobiotika, Anti-Pilzmittel oder Hormone lokal im Vaginalbereich anzuwenden, hat den Vorteil, dass es viel weniger Nebenwirkungen auf den Gesamtorganismus gibt. Die wichtigsten Tipps zur Therapie der Intimregion.

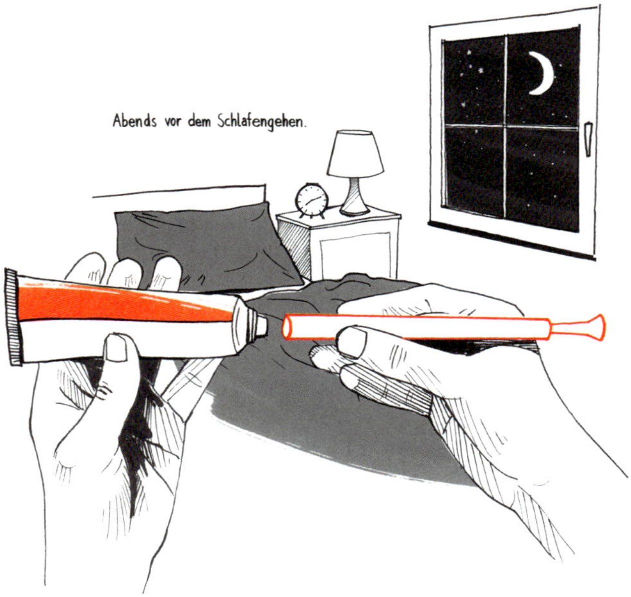

▷ **Das Problem:**

Ich bin mir bei der Anwendung unsicher.

Vaginalcremes werden oft bei Tabuerkrankungen angewandt. Aus falscher Scham bestellt man das Mittel im Internet. Die richtige Anwendung ist aber nicht unbedingt selbsterklärend.

▷ **Die Lösung:**

Damit die Vaginalcreme wirken kann, muss sie normalerweise mit einem Applikator in die Scheide eingebracht werden. Der Applikator sieht aus wie eine Spritze ohne Nadel, der zunächst auf die Tubenöffnung geschraubt oder gedrückt wird. Dann wird die vorgeschriebene Menge Creme aufgesaugt.

Tipp:

Die Anwendung in der Scheide geschieht idealerweise im Liegen. Die beste Zeit ist abends vor dem Schlafengehen.

16

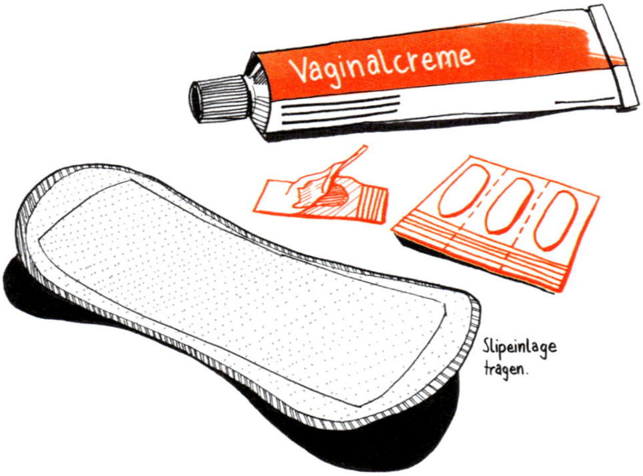

Das Problem:

Die Creme läuft aus der Scheide.

Vaginaltherapeutika wie Cremes oder Zäpfchen lösen sich nicht in Luft auf. Es ist ganz normal, dass Reste davon wieder aus der Scheide herauslaufen.

Die Lösung:
Haben Sie keine Sorge, dass dadurch die Wirkung beeinträchtigt ist: Der Wirkstoff hat trotzdem seinen Zweck erfüllt. Im Falle von Vaginalzäpfchen zieht das Arzneimittel Wasser aus der Schleimhaut, was zu einem leichten Ausfluss führen kann. Wenn sich der Ausfluss nicht mit dem Medikament erklären lässt, wenn er trüb ist oder schlecht riecht, sollten Sie jedoch nicht zögern, die Frauenärztin oder den Frauenarzt aufzusuchen.

Tipp:
Wohler fühlen sich die meisten Frauen, wenn sie für die Dauer der Therapie eine Slipeinlage tragen.

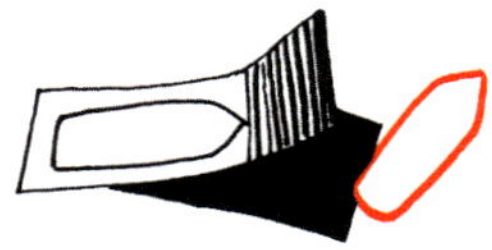

Zäpfchen

Torpedoförmige Arzneizubereitung, die in den After eingeführt wird und dort durch die Körperwärme schmilzt.

- Wenn möglich, vor der Anwendung den Darm entleeren.
- Mit dem stumpfen Ende voran tief in den After einführen. Ausnahme: Hämorriden-Zäpfchen. Diese sollten mit dem Finger noch ertastet werden können.

Häufige Anwendungsgebiete: Schmerzen, Fieber, Darmerkrankungen, Hämorriden

Zäpfchen gehören nicht zu den beliebtesten Arzneiformen. Ein Mittel über den Enddarm zu verabreichen, hat jedoch Vorteile: Das Medikament wirkt auch bei Übelkeit und Erbrechen und schont den Magen.

17

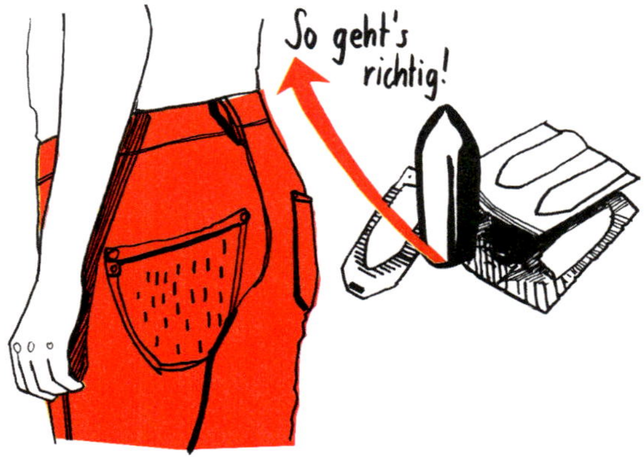

▷ **Das Problem:**

Die Zäpfchen gegen Hämorriden wirken nicht optimal.

Machen vergrößerte Hämorriden Beschwerden, stillen spezielle Zäpfchen den Schmerz – aber nur, wenn sie richtig angewendet werden.

▷ **Die Lösung:**

Die örtlich wirkenden Stoffe der Präparate nützen nur, wenn sie im Bereich des Hämorridalpolsters am Darmausgang platziert sind. Deshalb müssen Hämorridenmittel anders eingeführt werden als Zäpfchen gegen Schmerzen oder Fieber – nämlich weniger tief.

Manche Präparate haben an ihrem Ende ein Bändchen oder eine Mulleinlage, die sicherstellt, das das Zäpfchen richtig sitzt.

Tipp:

Zusätzlich zu den Zäpfchen können Patienten die Beschwerden durch Sitzbäder mit Eichenrindenzusatz lindern. Für die äußere Anwendung eignen sich zudem Salben.

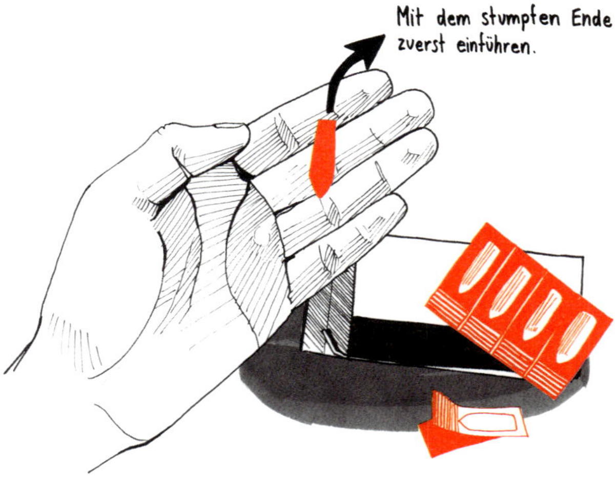

Das Problem:

Das Zäpfchen flutscht wieder heraus.

Beim Einführen kann das Zäpfchen ein Fremdkörpergefühl hervorrufen – was dazu führt, dass die Darmmuskulatur es wieder aus dem Darm herausdrückt.

Die Lösung:

Das Zäpfchen mit dem stumpfen Ende voran einführen. Dadurch wird es besser im Darm gehalten und rutscht nicht so leicht heraus.

Es sollte zudem tief in den Darm eingeführt werden, sodass man es mit dem Finger gerade noch tasten kann. Am besten einen Gummifingerling benutzen und das Zäpfchen erst nach dem Stuhlgang verwenden.

Tipp:

Bei Babys und Kleinkindern können die Eltern nach dem Einführen des Zäpfchens kurz die Pobacken zusammendrücken, um das Arzneimittel im Darm zu halten.

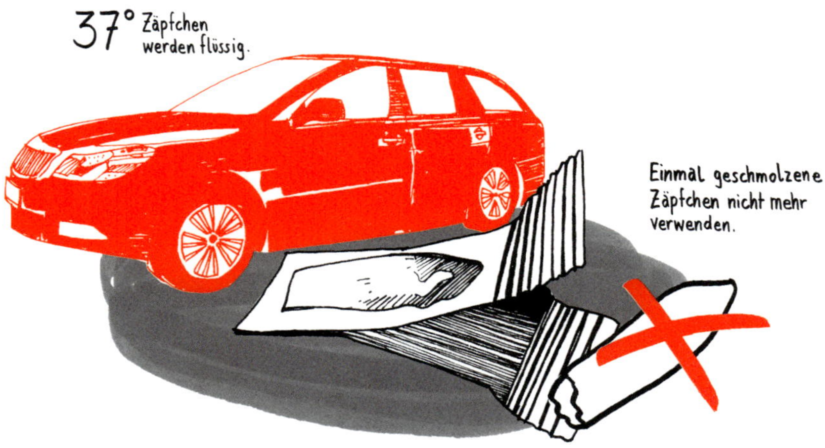
37° Zäpfchen werden flüssig.
Einmal geschmolzene Zäpfchen nicht mehr verwenden.

▷ **Das Problem:**

Das Zäpfchen ist geschmolzen.

Bei etwa 37 Grad werden Zäpfchen flüssig. Vor allem beim Transport im warmen Auto kann es leicht passieren, dass das Medikament schmilzt.

▷ **Die Lösung:**

Leider bleibt nichts anderes übrig als die Zäpfchen zu entsorgen. Ob das über den Hausmüll geschehen kann, sagt Ihnen Ihre Apotheke. Einmal geschmolzene Zäpfchen sind nicht mehr verwendbar. Durch das Schmelzen entmischen sich die Wirkstoffe und die Fettgrundlage. Möglich ist auch, dass der fein verteilte Wirkstoff beim Erstarren auskristallisiert und dann nicht mehr vom Körper aufgenommen werden kann, wenn das Zäpfchen angewendet wird.

Tipp:

Wer Zäpfchen in der Reiseapotheke mitführen möchte, sollte sie in eine Kühltasche packen. Auch Salben vertragen Hitze oft schlecht.

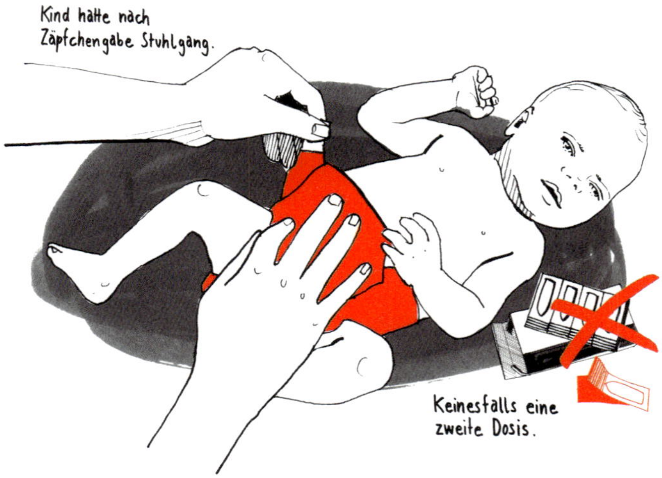

Das Problem:

Stuhlgang nach der Zäpfchengabe.

Wird das Zäpfchen mit dem Stuhl wieder ausgeschieden, kann es nicht wirken. Möglicherweise ist aber schon ein Teil der Dosis im Körper des Patienten angekommen.

Die Lösung:

Der schmerzstillende und fiebersenkende Wirkstoff Paracetamol wird innerhalb von vier Stunden nach Gabe eines entsprechenden Zäpfchens in den Körper aufgenommen. Daher ist es wichtig, dass es unmittelbar nach dem Stuhlgang angewendet wird.

Ist das nicht möglich oder hat das Kind Durchfall, muss man damit rechnen, dass die Wirkung beeinträchtigt ist. Sie sollten dem Kind trotzdem keine zweite Dosis verabreichen. Paracetamol kann die Leber schädigen, wenn es überdosiert wird.

Tipp:

Muss das Fieber unbedingt gesenkt werden, können Eltern nach Rücksprache mit dem Arzt statt eines weiteren Paracetamol-Zäpfchens eine Dosis Ibuprofen verabreichen. Dieser Wirkstoff belastet die Leber weit weniger, weshalb er in vielen Fällen zusätzlich zu Paracetamol gegeben werden kann.

Eigentlich ist es schon ein kleines Wunder. Man nimmt eine Tablette mit fünf Milligramm Wirkstoff – die Menge ist kaum zu sehen – und der Blutdruck wird zwölf Stunden lang gesenkt. Man nimmt ein Antibiotikum, und Millionen von gefährlichen Bakterien sterben ab, der Mensch aber bemerkt kaum etwas vom Medikament. Auf welche Weise vollbringen Arzneimittel diese Effekte im Organismus? Hier können Sie nachlesen, was sich hinter den oft rätselhaften Bezeichnungen der Wirkstoffe verbirgt, was Sie bei der Einnahme beachten müssen. Denn Studien haben gezeigt: Wer über seine Arznei Bescheid weiß, der nimmt sie gewissenhafter ein und hat auch weniger Angst vor Nebenwirkungen.

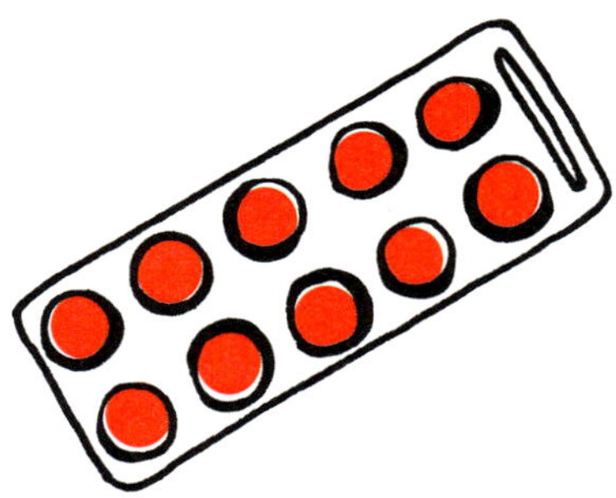

Verschiedene Wirkstoffgruppen im Überblick

Antibiotika

■ Wobei hilft die Arznei?
Antibiotika verordnet der Arzt bei bakteriellen Infektionen, etwa bei einer bakteriellen Bronchitis oder einer Lungenentzündung.

■ Was machen die Stoffe im Körper?
Antibiotika nutzen Unterschiede im Stoffwechsel von Bakterien und Menschen. Deshalb töten die Medikamente zwar zielgenau Bakterien ab, verschonen aber den menschlichen Organismus.

■ Gramm oder Milligramm – wie viel Wirkstoff steckt in einer Tablette?
Antibakterielle Substanzen gehören zu den Arzneistoffen, die in höheren Dosierungen geschluckt werden müssen. Die meisten Präparate enthalten einige Hundert Milligramm Wirkstoff.

■ Vor oder besser nach dem Essen schlucken?
Die meisten Antibiotika muss der Patient auf nüchternen Magen einnehmen, also etwa eine Stunde vor oder mindestens zwei Stunden nach einer Mahlzeit. Bei vielen Wirkstoffen müssen Sie für die Dauer der Behandlung auf Milch und Milchprodukte verzichten.

■ Welche Nebenwirkungen können auftreten?
Antibiotika werden meist gut vertragen. Weil sie nicht nur die krank machenden Bakterien töten, sondern auch die „guten“ Keime der Darmflora, bekommen manche Patienten während oder nach der Therapie Durchfall. Ist das der Fall, gibt es in der Apotheke Präparate, die den Wiederaufbau der Darmflora unterstützen.

Extratipp:
Nehmen Sie das Mittel so lange ein, wie es der Arzt verordnet hat, sonst können Rückfälle auftreten.

ACE-Hemmer

■ Wobei hilft die Arznei?
Die Wirkstoffe, deren Name immer auf die Silbe -pril endet, verordnet der Arzt bei Bluthochdruck oder Herzschwäche, aber auch um Schlaganfällen und Herzinfarkten vorzubeugen. Wenn der Name des Wirkstoffs mit -pril endet, handelt es sich um einen ACE-Hemmer.

■ Was machen die Stoffe im Körper?
ACE-Hemmer verhindern die Bildung der blutdrucksteigernden Substanz Angiotensin II. So senken sie den Blutdruck und entlasten die Nieren.

■ Gramm oder Milligramm – wie viel Wirkstoff steckt in einer Tablette?
Die Einzeldosen liegen je nach Wirkstoff zwischen 8 und 600 Milligramm.

■ Vor oder besser nach dem Essen schlucken?

Die meisten ACE-Hemmer können Sie so nehmen, wie es Ihnen am liebsten ist. Am besten werden sie bei abendlicher Einnahme vertragen.

■ Welche Nebenwirkungen können auftreten?

Die wichtigste Nebenwirkung ist ein trockener Reizhusten. In diesem Fall kann der Arzt auf einen sogenannten AT 1-Antagonisten umsteigen, der ähnlich wirkt.

Extratipp:

Damit Sie die Einnahme nicht vergessen, schlucken Sie Ihre Tablette am besten immer zur gleichen Zeit.

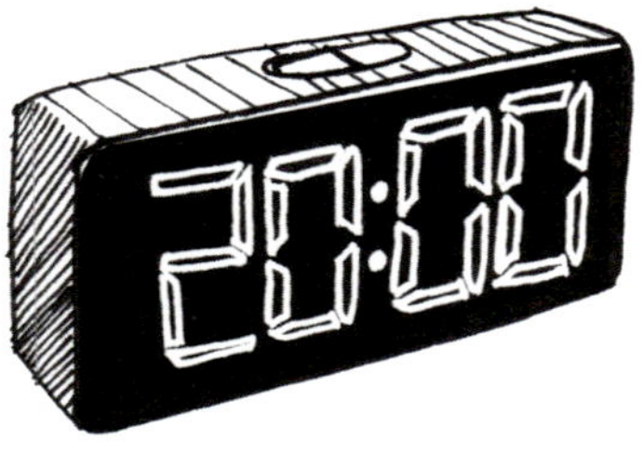

AT1-Antagonisten (Sartane)

■ Wobei hilft die Arznei?

AT 1-Antagonisten werden meist zur Behandlung von Bluthochdruck verordnet, manche Stoffe aus dieser Gruppe helfen auch bei Herzschwäche. Wenn der Name des Wirkstoffs mit -sartan endet, handelt es sich um einen AT 1-Antagonisten.

■ Was machen die Stoffe im Körper?

Die Mittel blockieren die Wirkung des blutdrucksteigernden Eiweißkörpers Angiotensin II. Dadurch sinkt der Blutdruck und die Nieren werden entlastet.

■ Gramm oder Milligramm – wie viel Wirkstoff steckt in einer Tablette?

Je nach Wirkstoff 4 bis 300 Milligramm. Fast alle Präparate nimmt man einmal täglich.

■ Vor oder besser nach dem Essen schlucken?

Die meisten Wirkstoffe können Sie nach Belieben vor oder zum Essen einnehmen. Die Wirkung ist gleichmäßiger, wenn Sie das Mittel jeden Tag zur gleichen Zeit einnehmen.

■ Welche Nebenwirkungen können auftreten?

AT 1-Antagonisten gehören zu den am besten verträglichen Blutdrucksenkern. Nebenwirkungen wie Benommenheit oder Schwindel beim Lagewechsel können am Anfang der Therapie auftreten, vor allem, wenn der erhöhte Blutdruck zu schnell gesenkt wird.

Extratipp:

Die Wirkung der AT 1-Antagonisten tritt erst nach etwa zwei Wochen ein, wenn Sie Ihre Werte selbst kontrollieren, brauchen Sie also etwas Geduld, bis sich etwas tut.

Benzodiazepine

■ Wobei hilft die Arznei?
Benzodiazepine verordnet der Arzt im Einzelfall zur kurzfristigen Behandlung von schweren Angststörungen und Schlafproblemen.

■ Was machen die Stoffe im Körper?
Die Mittel beeinflussen die Signalübertragung im Gehirn. Dadurch lindern sie Angstzustände, helfen beim Einschlafen und verringern die Muskelspannung.

■ Gramm oder Milligramm – wie viel Wirkstoff steckt in einer Tablette?
Je nach Wirkstoff 1,5 bis 40 Milligramm. Wichtiger als die Dosis ist die Wirkdauer: Manche Stoffe wirken nur wenige Stunden, andere machen einen Tag lang müde.

■ Vor oder besser nach dem Essen schlucken?
Eingenommen werden Benzodiazepine kurz vor dem Schlafengehen. Nehmen Sie kein Schlafmittel, wenn Sie nach Mitternacht noch keinen Schlaf gefunden haben und am nächsten Tag früh rausmüssen.

■ Welche Nebenwirkungen können auftreten?
Die Stoffe können abhängig machen. Der Körper gewöhnt sich an die Wirkung, sodass beim Absetzen Albträume und Unruhezustände möglich sind. Außerdem steigt das Sturzrisiko. Daher auf keinen Fall länger als vom Arzt verordnet einnehmen, maximal vier Wochen. Nach spätestens zwei Wochen prüft der Arzt, ob die Dosis sich verringern lässt.

Extratipp:
Fragen Sie nach Schlaf- und Beruhigungsmitteln mit pflanzlichen Wirkstoffen, die den Benzodiazepin-Entzug erleichtern können.

Betablocker

■ Wobei hilft die Arznei?
Bei Herzschwäche und oft auch bei Bluthochdruck verordnet der Arzt ein Medikament aus der Gruppe der Betablocker. Weitere Anwendungsgebiete sind Durchblutungsstörungen des Herzmuskels, Entlastung des Herzens nach einem Infarkt und auch die Vorbeugung von Migräne. Wenn der Name des Wirkstoffs mit -olol, -ilol oder -alol endet, handelt es sich um einen Betablocker.

■ Was machen die Stoffe im Körper?
Betablocker hemmen die Wirkung der Stresshormone Adrenalin und Noradrenalin, die den Herzschlag beschleunigen und das Herz antreiben, bei manchen Erkrankungen mehr, als ihm guttut.

■ Gramm oder Milligramm – wie viel Wirkstoff steckt in einer Tablette?
Auf dem Markt gibt es etwa 20 verschiedene Betablocker. Die Einzeldosis liegt je nach Wirkstoff zwischen 2,5 und bis zu 400 Milligramm.

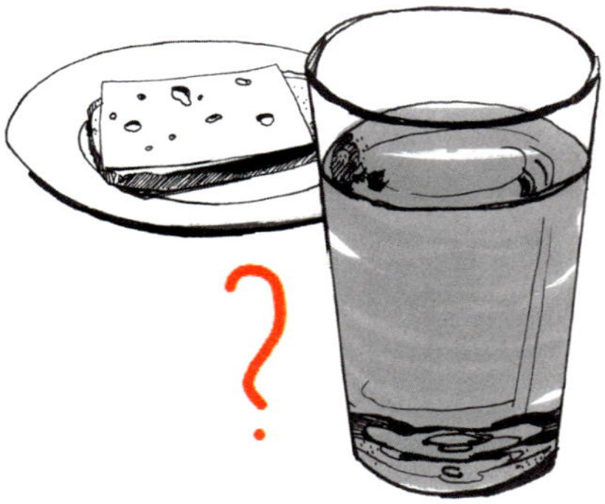

Vor oder besser nach dem Essen schlucken?

Das hängt vom Wirkstoff ab. Bei Präparaten, die Sie zum Essen nehmen, sollten Sie eine leicht verdauliche Mahlzeit zu sich nehmen.

Welche Nebenwirkungen können auftreten?

Betablocker sind meist gut verträglich. Auch wenn oft das Gegenteil behauptet wird: Die Mittel wirken sich nur vereinzelt auf die sexuelle Potenz aus. Ein Problem ist die unerwünschte Gewichtszunahme, der sich durch eine Umstellung der Ernährung in der Regel entgegenwirken lässt.

Extratipp:
Wenn Bluthochdruck diagnostiziert wird, dauert es eine Zeit, bis die Therapie optimal eingestellt ist. Vertrauen Sie Ihrem Arzt. Oft muss er ein paar Mittel ausprobieren, bis er den für Sie idealen Wirkstoff gefunden hat. Dass er mehrere Mittel probiert, ist kein Zeichen von Unsicherheit oder mangelnder Kompetenz.

Bisphosphonate

Wobei hilft die Arznei?

Bisphosphonate werden gegen krankhaften Knochenschwund vom Arzt verordnet. Sie senken das Risiko von Knochenbrüchen aus nichtigem Anlass, etwa im Wirbelsäulenbereich. Wenn der Name des Wirkstoffs mit -dronsäure oder -dronat endet, handelt es sich um ein Bisphosphonat.

Gramm oder Milligramm – wie viel Wirkstoff steckt in einer Tablette?

Das hängt vom Wirkstoff ab. Manche Präparate nimmt man täglich, andere nur einmal pro Woche. Neuerdings gibt es auch Wirkstoffe, die der Arzt einmal pro Jahr als Infusion verabreicht. Da das Nebenwirkungsrisiko der einzelnen Therapieschemata unterschiedlich ist, sollten sich Patienten genau vom Arzt beraten lassen.

Vor oder besser nach dem Essen schlucken?

In der Regel nehmen Sie das Osteoporosemittel morgens vor dem Frühstück ein. Schlucken Sie es in aufrechter Haltung mit einem großen Glas Wasser. So rutschen die Tabletten besser. Bleiben Sie auch danach für 30 Minuten bis eine Stunde in aufrechter Körperhaltung. Dadurch helfen Sie zu verhindern, dass die Tablette in der Speiseröhre stecken bleibt und so die Schleimhaut schädigt.

Welche Nebenwirkungen können auftreten?

Eine wichtige Nebenwirkung sind Schädigungen der Schleimhaut in der Speiseröhre und im Magen. Das können Sie verhindern, indem Sie das Mittel wie oben beschrieben schlucken. Die zweite wichtige Therapiekomplikation sind Schäden am Kieferknochen. Regelmäßige Zahnuntersuchungen im Lauf der Therapie verhindern, dass das passiert. Außerdem hat sich gezeigt, dass eine gute Mundhygiene das Risiko deutlich verringert. Auch Rauchen erhöht das Risiko für diese gravierende Nebenwirkung.

Extratipp:
Kalzium stärkt die Knochen. Wichtig ist ein Abstand von zwei Stunden zur Bisphosphonat-Einnahme.

Cholesterinsenker (Statine)

■ Wobei hilft die Arznei?
Die Mittel senken den Cholesterinspiegel. Ob und bei welchen Werten das nötig ist, entscheidet der Arzt gemeinsam mit Ihnen anhand Ihres persönlichen Risikos für Herzinfarkt oder Schlaganfall. Wenn der Name des Wirkstoffs mit -statin endet, handelt es sich um einen Cholesterinsenker.

■ Was machen die Stoffe im Körper?
Statine hemmen ein Eiweiß (Enzym) in der Leber, das der Körper braucht, um Cholesterin aus einer Vorstufe zu bilden.

■ Gramm oder Milligramm – wie viel Wirkstoff steckt in einer Tablette?
Ältere Wirkstoffe werden im Bereich 20 bis 80 Milligramm dosiert, bei neueren Entwicklungen liegt die Dosis bei 1 bis 10 Milligramm.

■ Vor oder besser nach dem Essen schlucken?
Wenn vom Arzt nicht anders verordnet, nehmen Sie Statine am besten zur Nacht. Im Schlaf wird besonders viel Cholesterin gebildet, weshalb die abendliche Einnahme effektiver ist.

■ Welche Nebenwirkungen können auftreten?
Eine häufige Nebenwirkung betrifft die Muskelzellen. Möglich sind Schäden der Muskeln. Deshalb untersucht der Arzt engmaschig zu Beginn der Therapie und später in regelmäßigen Abständen das Blut, um diese Nebenwirkung frühzeitig zu erkennen. Auch wenn keine Muskelschädigung vorliegt, klagen viele Patienten über Muskelschmerzen.

Extratipp:
Erhöhte Cholesterinwerte und das übrige Risiko für Herz und Kreislauf lassen sich durch eine gesunde Lebensweise deutlich senken. Werden Sie körperlich aktiv und stellen Sie Ihre Ernährung auf gemüsebetonte Mittelmeerkost um. Eventuell wird das Statin dann überflüssig.

Diuretika (Entwässernde Mittel)

■ Wobei hilft die Arznei?
Dank ihrer harntreibenden Wirkung entlasten die Mittel das Herz. Deshalb verordnet sie der Arzt bei Bluthochdruck oder bei Herzschwäche, aber auch, um Wassereinlagerungen aus dem Gewebe zu bekommen.

■ Was machen die Stoffe im Körper?
Diuretika schwemmen Wasser und damit Salze aus dem Körper, vor allem Natrium über die Niere. Dadurch senken Diuretika den Blutdruck.

■ Gramm oder Milligramm – wie viel Wirkstoff steckt in einer Tablette?
Die meisten Diuretika werden zwischen 25 und 50 Milligramm dosiert.

■ Vor oder besser nach dem Essen schlucken?
Wenn vom Arzt nicht anders verordnet, nehmen Sie wassertreibende Mittel am besten zum Frühstück, damit die Nachtruhe nicht durch Harndrang gestört wird. Weil die Wirkung etwa 30 Minuten nach der Einnahme eintritt, sollten Sie das bei der Tagesplanung berücksichtigen.

■ Welche Nebenwirkungen können auftreten?
Ist die Wirkung zu stark, gerät der Mineralstoffhaushalt leicht aus der Balance, was sich beispielsweise durch Krämpfe äußern kann. Manche Stoffe halten Kalium im Körper zurück, und deshalb darf die Ernährung nicht zu kaliumreich sein. Besonders reich an Kalium ist Trockenobst, dieses sollte bei der Einnahme von Diuretika-Präparaten vermieden werden.

Extratipp:
Besprechen Sie mit dem Arzt, ob in Ihrem Fall eine Beschränkung der Trinkmenge erforderlich ist.

Eisenpräparate

■ Wobei hilft die Arznei?
Der Arzt verordnet Eisenpräparate, um einen Mangel an diesem Mineralstoff auszugleichen.

■ Was machen die Stoffe im Körper?
Eisen braucht der Körper, um alle Organe mit Sauerstoff zu versorgen. Das meiste Eisen steckt in den roten Blutkörperchen.

■ Gramm oder Milligramm – wie viel Wirkstoff erhält der Patient?
Die meisten Eisenpräparate enthalten 50 bis 100 Milligramm Eisen.

■ Vor oder besser nach dem Essen schlucken?
Auf nüchternen Magen wird das Eisen besser aufgenommen, reizt dann aber eventuell den Magen. Wer das Präparat zum Essen einnimmt, muss für die Mahlzeit auf Milchprodukte, Kaffee, Tee und Rotwein verzichten.

■ Welche Nebenwirkungen können auftreten?
Magenreizungen gehören zu den häufigen Nebenwirkungen.

Extratipp:
Vitamin C, etwa aus Orangensaft, verbessert die Eisenaufnahme im Darm.

Entzündungshemmende Schmerzmittel

■ Wobei hilft die Arznei?
Ibuprofen, Diclofenac und verwandte Stoffe kommen bei entzündlichen Schmerzen zum Einsatz. Fachleute bezeichnen diese Wirkstoffklasse oft auch als NSAR oder als Cox-Hemmer.

■ Was machen die Stoffe im Körper?
Diese Mittel blockieren das Enzym Cyclooxigenase. Durch sie bildet der Körper Prostaglandine, die für Schmerz und Entzündung verantwortlich sind. Ibuprofen, Diclofenac und Co. lindern diese Entzündungszeichen.

■ Gramm oder Milligramm – wie viel Wirkstoff steckt in einer Tablette?
Die Dosis liegt je nach Wirkstoff zwischen 7,5 und mehreren Hundert Milligramm.

■ Vor oder besser nach dem Essen schlucken?
Bei akuten Schmerzen sollten Sie das Präparat etwa eine Stunde vor dem Essen einnehmen, weil es so schneller wirkt. Bei der ärztlich verordneten Dauertherapie ist auch die Einnahme zum Essen möglich, wenn das Mittel so besser vertragen wird. Zudem wird der Arzt in diesem Fall oft einen Protonenpumpenhemmer verordnen. Gegen Gelenkschmerz am Morgen hilft eine Extradosis vor dem Schlafengehen.

■ Welche Nebenwirkungen können auftreten?
Die häufigste Nebenwirkung ist ein erhöhtes Risiko für Magengeschwüre. Um dem vorzubeugen, verordnen Ärzte bei längerer Therapiedauer einen Protonenpumpenhemmer (s. Seite 144) zum Schutz des Magens. Entzündungshemmer können außerdem die Nieren belasten, vor allem wenn diese schon aufgrund des Alters oder einer anderen Krankheit wie Diabetes vorgeschädigt sind. Auch für die Nieren gilt: Das Risiko ist umso höher, je öfter ein Schmerzmittel eingenommen wird.

Extratipp:
Nehmen Sie entzündungshemmende Schmerzmittel ohne ärztlichen Rat nur über wenige Tage ein. Studien haben gezeigt, dass die zu lange Einnahme unter anderem mit einem erhöhten Risiko für Herzinfarkt einhergeht.

Gerinnungshemmer

Wobei hilft die Arznei?
Die Mittel verringern die Neigung des Blutes, spontan zu gerinnen. Bildet sich im Inneren des Körpers ein Blutgerinnsel, spricht man von einer Thrombose, wenn dieses Gerinnsel mit dem Blutstrom in entfernte Organe wandert, von einer Embolie. Thrombosen und Embolien können lebensbedrohlich sein, weil sie die Blutversorgung unterbrechen, sodass im Extremfall Organe absterben. Herzinfarkte und die meisten Schlaganfälle werden durch Thrombosen und Embolien ausgelöst.

Was machen die Stoffe im Körper?
Es gibt zwei Gruppen von Gerinnungshemmern. Die schon lange erprobten Cumarine fungieren als Gegenspieler des Vitamin K, das für die Bildung mehrerer Blutgerinnungseiweiße nötig ist. Die neueren, direkten Gerinnungshemmer wie etwa Dabigatran hemmen einen Blutgerinnungsfaktor, also ein Eiweiß, das bei der Blutgerinnung wichtig ist.

Gramm oder Milligramm – wie viel Wirkstoff steckt in einer Tablette?
Cumarine enthalten 10 Milligramm pro Tablette, die neueren Gerinnungshemmer je nach Wirkstoff 5 bis 20 Milligramm.

Vor oder besser nach dem Essen schlucken?
Cumarine nehmen Sie am besten auf nüchternen Magen ein, empfohlen wird aus praktischen Gründen die Einnahme vor dem Schlafengehen. Die neueren Gerinnungshemmer können Sie zur oder unabhängig von einer Mahlzeit einnehmen. Weil aber die regelmäßge Einnahme so wichtig ist, sollten Sie sie für einen festen Punkt im Tagesablauf einplanen. Manche neueren Gerinnungshemmer sind zweimal täglich, manche einmal täglich einzunehmen.

Ist die Blutgerinnung zu stark gehemmt, dann drohen Blutungen, etwa in den Gelenken oder im Magen-Darm-Trakt. Dem beugt der Arzt durch regelmäßige Kontrolluntersuchungen vor. Wer Gerinnungshemmer vom Cumarin-Typ einnimmt, muss zudem ein Auge auf seine Ernährung haben und bei Nahrungsmitteln wie Kohl vorsichtig sein, die große Mengen an Vitamin K enthalten. Vorsichtig sein heißt: Halten Sie ihre Ernährungsgewohnheiten konstant, essen sie also jeden Tag etwa gleich viel Gemüse, dann brauchen Sie für die Zusammenstellung Ihrer Ernährung keine Vitamin-K-Tabelle.

Extratipp:
Die Wirkung von Gerinnungshemmern kann durch andere Medikamente verstärkt oder abgeschwächt werden. Lassen Sie sich daher in der Apotheke beraten, wenn Sie rezeptfreie Arzneimittel oder Nahrungsergänzungsmittel kaufen, ob eine Wechselwirkung mit dem Gerinnungshemmer möglich ist.

Kalzium-Antagonisten

■ Wobei hilft die Arznei?
Kalzium-Antagonisten gehören zu den wichtigsten Blutdrucksenkern. Daneben werden manche Stoffe aus dieser Gruppe bei Durchblutungsstörungen der Herzkranzgefäße eingesetzt.

■ Was machen die Stoffe im Körper?
Die Wirkstoffe hemmen den Einstrom von Kalzium aus dem Blut in das Innere von Muskelzellen im Herzen und den Wänden unserer Arterien. Dadurch verhindern sie, dass sich die Blutgefäße verengen und senken damit den Blutdruck. Ein weiteres Anwendungsgebiet sind Herzrhythmusstörungen. Wenn der Name des Wirkstoffs mit -dipin endet, handelt es sich um einen Kalzium-Antagonisten, es gibt aber auch Kalzium-Antagonisten, bei denen das nicht so ist, etwa der Wirkstoff Verapamil.

■ Gramm oder Milligramm – wie viel Wirkstoff steckt in einer Tablette?
Es gibt zwei Gruppen von Kalzium-Antagonisten: Bei den Dihydropyridinen (Wirkstoffname endet auf -dipin) liegt die Einzeldosis zwischen 5 und 20 Milligramm. Bei anderen Kalzium-Antagonisten bei 80 bis 240 Milligramm.

■ Wie oft anwenden?
Die meisten Wirkstoffe werden ein- bis zweimal pro Tag eingenommen.

■ Welche Nebenwirkungen können auftreten?
Aufgrund der gefäßerweiternden Wirkung können Kalzium-Antagonisten Kopfschmerzen und Gesichtsröte auslösen.

Extratipp:
Manche Wirkstoffe aus dieser Gruppe verursachen häufig Verstopfung, andere haben diese Nebenwirkung nicht. Wenn Sie Probleme mit dem Stuhlgang haben, kann der Arzt daher oft einen anderen Wirkstoff verordnen.

„Kortison"-Salben

■ Wobei hilft die Arznei?
Der unter Laien gebräuchliche Ausdruck „Kortison" ist eigentlich nicht korrekt. Er fasst eine Gruppe von Wirkstoffen zusammen, die in der Wirkweise und der chemischen Struktur dem körpereigenen Hormon Hydrokortison ähneln. Fachleute sprechen von Glukokortikoiden. Zur äußerlichen Anwendung verordnet der Arzt Glukokortikoide bei Ekzemen und Hautkrankheiten wie Schuppenflechte oder Neurodermitis.

■ Was machen die Stoffe im Körper?
Die Wirkstoffe hemmen Entzündungsvorgänge in der Haut.

■ Gramm oder Milligramm – wie viel Wirkstoff steckt in der Creme?
Kortikoide gibt es in sehr unterschiedlicher Stärke. Bei manchen Wirkstoffen trägt der Patient nur 0,5 Milligramm pro Anwendung auf.

■ Wie oft anwenden?
Das Präparat wird in der Regel zweimal täglich dünn aufgetragen und leicht einmassiert.

■ Welche Nebenwirkungen können auftreten?
Beim Dauergebrauch können Kortikoide die Haut dünn machen. Auch Pigmentstörungen sind möglich. Halten Sie daher unbedingt die vom Arzt verordnete Behandlungsdauer ein, und behandeln Sie sich nicht auf eigene Faust mit Resten der Creme weiter. Ähnlich ist es bei Cremes mit Hydrocortison, die es ohne Rezept in der Apotheke gibt. Rezeptfrei ist nur die kleine Packung. Wenn diese leer ist und das Hautproblem noch besteht, sollten Sie es von einem Arzt abklären lassen.

Nitrate

■ Wobei hilft die Arznei?
Nitratpräparate verordnet der Arzt zum Beispiel bei Durchblutungsstörungen des Herzmuskels (Angina¬ Pectoris).

■ Was machen die Stoffe im Körper?
In der Gefäßwand werden die Wirkstoffe zu einem Stoff umgewandelt, der alle Blutgefäße im Körper erweitert. Das Blut sammelt sich kurzfristig in den Venen. Das Herz muss dann weniger pumpen und wird dadurch entlastet.

■ Gramm oder Milligramm – wie viel Wirkstoff erhält der Patient?
Je nach Wirkstoff liegt die Dosis zwischen weniger als einem Milligramm und etwa 80 Milligramm. Manche Mittel wirken schnell und helfen bei akuten Beschwerden, andere sollen Herzanfällen vorbeugen. Je nach Verwendungszweck gibt es Präparate zur Vorbeugung (Retardpräparate oder Pflaster) und solche zur Akuttherapie (Mundspray, Zerbeißkapseln).

■ Vor oder besser nach dem Essen schlucken?
Präparate zur Vorbeugung nehmen Sie am besten nach dem Essen. Akutmittel wenden Sie bei Bedarf an.

■ Welche Nebenwirkungen können auftreten?
Am häufigsten kommt es zu Gesichtsrötung und Kopfschmerzen, manche Patienten klagen auch über Schwindel.

Extratipp:
Halten Sie sich bei Präparaten zur Vorbeugung gewissenhaft an die Einnahmezeiten, damit kein Gewöhnungseffekt eintritt.

Protonenpumpenhemmer

Wobei hilft die Arznei?
Geschwüre im Magen und Entzündungen der Speiseröhre entstehen vor allem durch ein Übermaß an Magensäure. In solchen Fällen verordnet der Arzt spezielle Säurehemmer. In Kombination mit Antibiotika bekämpfen die Stoffe den Magenkeim Helicobacter pylori. Wenn der Name des Wirkstoffs mit -prazol endet, handelt es sich um einen Protonenpumpenhemmer.

Was machen die Stoffe im Körper?
Sie sorgen für weniger Säure (= Protonen) im Magen, weil sie ein Eiweiß blockieren, das in der Magenschleimhaut Säure bildet – daher der Name „Protonenpumpenhemmer".

Gramm oder Milligramm – wie viel Wirkstoff steckt in einer Tablette?
Die Dosis liegt je nach Wirkstoff zwischen 15 und 40 Milligramm.

Vor oder besser nach dem Essen schlucken?
Am besten nehmen Sie die Tablette eine halbe Stunde vor dem Frühstück. Wenn die Wirkung nicht ausreicht, können Sie eine zusätzliche Dosis vor dem Schlafengehen einnehmen.

Welche Nebenwirkungen können auftreten?
Möglich sind Appetitlosigkeit, ferner Schwindel oder Müdigkeit. Experten diskutieren zudem negative Auswirkungen auf den Knochenstoffwechsel und auf die Vitamin-B12-Versorgung bei zu langer Behandlungsdauer. Treten unter der Behandlung Durchfälle auf, dann sollten Sie Ihren Arzt kontaktieren.

Extratipp:
Lassen Sie chronische Verdauungsprobleme abklären, auch wenn rezeptfreie Protonenpumpenhemmer helfen.

Schilddrüsenhormone

Wobei hilft die Arznei?
L-Thyroxin ist ein Hormon, das normalerweise von der Schilddrüse gebildet wird. Bei Erkrankungen des Organs, die zu einer Schilddrüsenunterfunktion führen, muss es in Tablettenform eingenommen werden.

Was machen die Stoffe im Körper?
L-Thyroxin ist ein wichtiger Regulator des Energiestoffwechsels der Zellen.

Gramm oder Milligramm – wie viel Wirkstoff steckt in einer Tablette?
Die Präparate enthalten zwischen 25 und 200 Mikrogramm Wirkstoff (ein Mikrogramm ist ein tausendstel Milligramm). Die Therapie beginnt mit einer niedrigen Dosis und wird langsam gesteigert, bis die Blutwerte optimal sind.

■ Vor oder besser nach dem Essen schlucken?
Zahllose Nahrungsmittel verhindern, dass der Wirkstoff in den Körper aufgenommen wird. Deshalb nehmen Sie das Schilddrüsenmedikament am besten morgens eine halbe Stunde vor dem Frühstück.

■ Welche Nebenwirkungen können auftreten?
Wenn die Dosis stimmt, wird der Wirkstoff gut vertragen. Bei Überdosierung können die Symptome einer Schilddrüsen-Überfunktion auftreten, etwa Herzjagen, Gereiztheit oder Hitzegefühl.

Extratipp:
L-Thyroxin gibt es von verschiedenen Herstellern. Ihr gewohntes Präparat sollte nicht gegen das eines anderen Herstellers ausgetauscht werden, weil dieses unter Umständen schneller wirkt oder mehr von der Dosis in den Körper gelangt. Dadurch kann sich die Stoffwechseleinstellung verschlechtern.

Starke Schmerzmittel (Opiate)

■ Wobei hilft die Arznei?
Opiate lindern chronische Schmerzen, die mit anderen Medikamenten oder Verfahren zur Schmerzlinderung nicht ausreichend zu beherrschen sind.

■ Was machen die Stoffe im Körper?
Die Wirkstoffe hemmen unter anderem die Schmerzwahrnehmung im Gehirn.

■ Gramm oder Milligramm – wie viel Wirkstoff erhält der Patient?
Je nach Wirkstoff kann die Dosis einige hundert Milligramm oder wie bei Buprenorphin nur Bruchteile eines Milligramms betragen.

■ Vor oder besser nach dem Essen schlucken?
Wichtiger als der Zeitpunkt der Einnahme ist es, das Medikament wie verordnet zu nehmen, damit starke Schmerzen gar nicht erst entstehen. Übrigens ist die Wirkung besonders gleichmäßig, wenn das Mittel nicht geschluckt, sondern als Pflaster aufgeklebt wird.

■ Welche Nebenwirkungen können auftreten?
Am meisten belasten die Patienten Verstopfung und Kreislaufbeschwerden.

Extratipp:
Wenn Sie sich genau an die ärztliche Verordnung halten, ist die Gefahr, abhängig zu werden, gering.

Die wichtigsten Begriffe aus der Welt der Apotheke: In unserem Glossar können Sie erfahren, warum bestimmte Arzneistoffe mit einer Schutzhülle überzogen sind, dass auch Kamillenblüten Drogen sind und was es mit den roten oder blauen Rezepten auf sich hat.

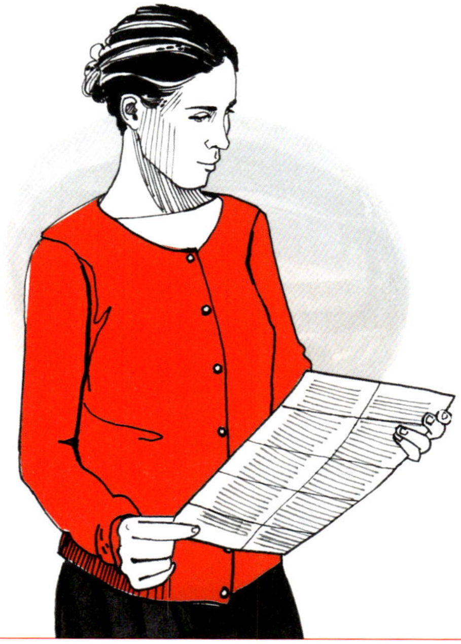

Pharmazie-Lexikon

Fachbegriffe von A bis Z

Arzneimittel

Arzneimittel sind Stoffe oder Zubereitungen, die Krankheiten heilen, lindern oder ihnen vorbeugen. Bei Blutdrucksenkern oder Schmerzmitteln ist das auch für Laien nachvollziehbar. Manchmal ist es aber schwer zu sagen, ob ein Präparat ein Arzneimittel oder zum Beispiel ein Nahrungsergänzungsmittel ist. Im Extremfall klären das Gutachter vor Gericht. Es gibt frei verkäufliche Arzneimittel, die auch im Drogeriemarkt erhältlich sind, und apothekenpflichtige, die nur in der Apotheke verkauft werden dürfen. Bei den apothekenpflichtigen unterscheidet man nochmals in rezeptfreie und rezeptpflichtige Mittel. Letztere darf Ihnen das Apothekenpersonal nur gegen ein gültiges Rezept aushändigen.

Betäubungsmittel

Betäubungsmittel sind Stoffe und Arzneimittel, die in einer Liste des Betäubungsmittelgesetzes erfasst sind. Großteils handelt es sich um starke Schmerzmittel, die ähnlich wie Morphin die Schmerzwahrnehmung im Gehirn blockieren. Aber auch Kokain oder Haschisch fallen unter das Betäubungsmittelgesetz, ebenso wie Aufputschmittel, illegale Drogen wie Ecstasy oder der gegen ADHS eingesetzte Wirkstoff Methylphenidat. Arzneimittel, die unter das Betäubungsmittelgesetz fallen, verordnet der Arzt auf einem speziellen dreiteiligen Rezeptformular. Wichtig für Patienten: Ein Betäubungsmittelrezept ist nur bis 14 Tage nach der Ausstellung gültig.

Ch.B.

Das Kürzel, das auf keiner Arzneipackung fehlen darf, steht für Chargenbezeichnung. Eine Charge ist ein Herstellungsgang. Alle Arzneimittel einer Charge wurden in denselben Behältnissen in derselben Anlage von denselben Menschen hergestellt. Wenn nach der Auslieferung in die Apotheken Qualitätsmängel festgestellt werden, dann können die Apotheken alle Packungen dieser Charge zurück zum Hersteller senden. Die aufwendige Einzelprüfung entfällt damit. Die Chargenbezeichnung enthält auch verschlüsselte Informationen zum Herstellungsdatum und damit zum Verfalldatum. Da Arzneimittel seit vielen Jahren schon ein offenes Verfalldatum tragen müssen, ist diese Information nicht mehr relevant.

Compliance

Der Begriff kommt aus dem Englischen und bedeutet „Befolgen“ oder „Gehorsam“. Wenn der Patient eine ärztliche Anordnung befolgt, zeigt er eine gute Compliance. Bezogen auf Arzneimittel heißt das, der Patient oder die Patientin nimmt die Medikamente nach Vorschrift ein. Das klappt manchmal nicht, aber nicht nur, weil der Patient sich verweigert. Oft ist die Einnahme auch kompliziert, oder der Patient hat die Anweisung von Arzt oder Apotheker nicht richtig verstanden. Weil die Compliance sich oft mit zunehmender Therapiedauer verschlechtert, ist es sinnvoll, wenn Einnahmetipps in der Apotheke wiederholt werden. Weil das Wort „Compliance" an Befehl und Gehorsam erinnert, sprechen Ärzte auch manchmal von „Adherence", also vom Dranbleiben.

Drogen

Im Alltagsgebrauch ein Begriff für Rauschmittel aller Art. Für Pharmazeutinnen und Pharmazeuten bedeutet der Begriff etwas ganz anderes. Drogen bezeichnen etwa zerkleinerte Pflanzen, manchmal auch Tiere, die zur Herstellung von Arzneimitteln verwendet werden. Kamillenblüten sind zum Beispiel eine Droge.

Etikett

Arzneimittel sind aufwendig verpackt. Das dient einerseits ihrem Schutz vor Licht und Feuchtigkeit. Zum anderen finden sich auf dem Etikett von Säften und auf dem Umkarton wichtige Informationen, etwa zum Wirkstoff oder zur Haltbarkeit. Bei flüssigen Arzneien, die oft nur begrenzt haltbar sind, ist es sinnvoll, das Anbruchdatum auf dem Etikett zu vermerken.

Fertigarzneimittel

Bis vor etwa 150 Jahren stellten Apotheken einen großen Teil der Arzneimittel, die sie verkauften, selber her. Dann wuchs die Bedeutung industriell hergestellter Medikamente, die vom Apothekenpersonal an die Patienten abgegeben wurden. Diese bezeichnet der Fachmann daher als Fertigarzneimittel.

Galenik

So bezeichnen Heilberufler die Kunst, aus einem Wirkstoff ein anwendbares Arzneimittel herzustellen. Namensgeber ist der griechische Arzt Galenus von Pergamon, der etwa von 130 bis 200 nach Christus lebte und hauptsächlich in Rom tätig war. Arzneimittel bestehen aus einem oder mehreren Wirkstoffen. Daraus stellt der Apotheker durch Zugabe von sogenannten Hilfsstoffen ein Arzneimittel her. Je nach den therapeutischen Anforderungen und den Eigenschaften des Arzneistoffs entsteht ein Saft, ein Dragee oder eine Infusionslösung. Die Hilfsstoffe können in vielen Fällen die Art der Wirkung beeinflussen. So werden zum Beispiel Arzneistoffe mit Polymeren überzogen, sodass sie sich im Magen und Darm langsamer auflösen. Man spricht dann von einer Retard-Galenik.

Halbwertszeit

Wird ein Arzneistoff in den Körper aufgenommen, dann wird er mit der Zeit auch wieder ausgeschieden. In aller Regel wird er dazu in der Leber chemisch verändert – anschließend verlässt er entweder über Galle und Darm oder über die Nieren den Körper. Dabei gilt die Regel: Nach einer bestimmten Zeit ist im Körper nur noch die Hälfte vorhanden. Die Zeit, in der sich die Wirkstoffmenge halbiert, ist die Halbwertszeit. Bei der Entwicklung von Arzneistoffen ist eines der Ziele, dass die Halbwertszeit bei etwa zwölf Stunden liegt, damit der Patient nur einmal pro Tag an sein Medikament denken muss. Nicht immer ist das machbar: Meist ist die Halbwertszeit kürzer. Dann muss man mehrere Tabletten pro Tag schlucken, wenn es das Arzneimittel nicht als Retardpräparat gibt.

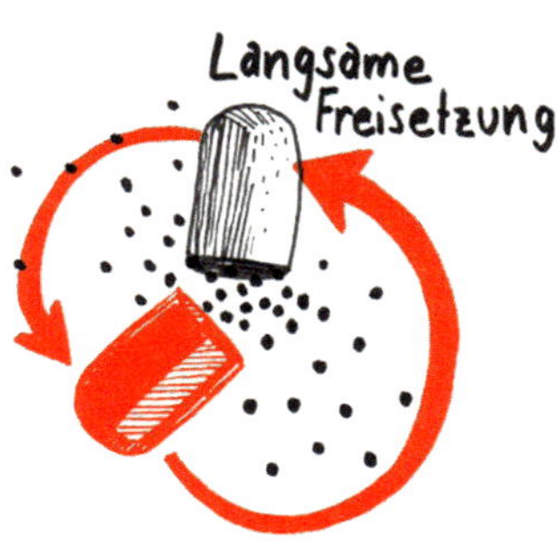

Retardkapseln setzen ihre Wirkstoffe langsam frei.

Injektion

Das ist die Gabe eines Arzneimittels als Spritze. Die wichtigsten Injektionsarten sind:
Intravenös, das heißt in die Vene. Diese Anwendungsart hat den Vorteil, dass die Wirkung sehr schnell eintritt, weil der Arzneistoff nicht erst über Umwege ins Blut aufgenommen wird.
Intramuskulär bedeutet in den Muskel. Der Wirkeintritt ist fast so schnell wie bei der Injektion in die Vene. Intramuskulär werden aber auch unlösliche Stoffe injiziert, die sich langsam auflösen und dann ins Blut aufgenommen werden. So lässt sich durch Injektion ein Arzneidepot im Körper erzeugen, dass mehrere Tage Wirkstoff abgibt (Depotspritze). Auch werden viele Impfstoffe in den Muskel injiziert.
Subcutan: Die Injektion unter die Haut hat den Vorteil, dass sie auch Menschen ohne medizinische Ausbildung durchführen können. Der wichtigste Arzneistoff, der subcutan injiziert wird, ist Insulin für die Diabetestherapie.

Konservierungsmittel

Arzneimittel enthalten oft Substanzen, die Mikroorganismen als Nahrung dienen können, etwa pflanzliche Öle in Salben oder Zucker im Hustensaft. Um die Arznei haltbar zu machen, sind deshalb Konservierungsmittel oft unvermeidbar.

Laktose

Ist der Fachbegriff für Milchzucker. Er findet in fast allen Tabletten als Füllstoff Verwendung. Allerdings sind die Mengen im Vergleich zu den Mengen in Milch und Milchprodukten so gering, dass auch Menschen mit Laktoseintoleranz entsprechende Arzneimittel gut vertragen. Wenn Patienten auf Tabletten mit Blähungen oder Durchfall reagieren, hat das in aller Regel andere Gründe, denen der Arzt auf die Spur kommen muss.

Medikationsplan

Wer drei oder mehr Medikamente auf ärztliche Verordnung und zu Lasten der Krankenkasse über längere Zeit einnehmen muss, hat Anspruch auf einen Medikationsplan. Dabei handelt es sich um ein Dokument, dass alle Medikamente erfasst, auch die Einnahmevorschrift und die Krankheit, gegen die das Mittel verordnet wird. Der Medikationsplan kann entweder ein Computer-Ausdruck sein oder ein Dokument, das in digitaler Form auf dem Smartphone des Patienten hinterlegt ist. Durch den Medikationsplan sollen Wechselwirkungen zwischen Medikamenten und Mehrfachverordnungen durch verschiedene Ärzte verhindert werden. Am besten lassen Sie Ihren Medikationsplan von Ihrer Stammapotheke pflegen. Wichtig: Lassen Sie auch Medikamente eintragen, die Sie in anderen Apotheken oder im Internet gekauft haben.

Noctu

Ist lateinisch und heißt „zur Nacht". Rund um die Uhr an sieben Tagen die Woche, an Ostern ebenso wie an Heiligabend, ist in Deutschland eine Apotheke in Ihrer Nähe dienstbereit. Wenn die Magen-Darm-Grippe spät am Abend zuschlägt und der Arzt ein Rezept dagegen ausstellt, kreuzt er das Feld noctu an. Dann bezahlt die Krankenkasse die Nachtdienstgebühr von 2,50 Euro, wenn das Rezept unverzüglich, also noch am selben Abend in der Apotheke eingelöst wird.

Offizin

So nennen Apothekerinnen und Apotheker den Verkaufsraum der Apotheke, also den Bereich, der Kunden zugänglich ist. Früher fand die Beratung und die Abgabe der Medikamente ausschließlich in der Offizin statt, heute muss jede Apotheke auch die Möglichkeit der vertraulichen Beratung in einem abgetrennten Beratungsraum anbieten.

Pille

Streng genommen ist eine Pille eine Arznei zum Einnehmen, die der Apotheker früher aus dem Wirkstoff und getrockneter medizinischer Hefe mit etwas Flüssigkeit herstellte. Wirkstoff und Hefe werden zu einem Brei verrührt, schnurförmig ausgerollt und in kleine Stückchen geschnitten. Diese Stückchen wurden dann mit einem Pillendreher gerollt, bis sie rund waren. Seit den achtziger Jahren gibt es keine Pillen mehr aus der Apotheke. Der Begriff hält sich noch als unzutreffende Bezeichnung für Tabletten und Dragees und Mittel zur Empfängnisverhütung.

Qualität

Alle Arzneimittel, die eine Apotheke verkauft, müssen den Qualitätsanforderungen des Europäischen Arzneibuchs entsprechen. Es legt zum Beispiel fest, welche Pflanze genau als Rohmaterial für bestimmte Tees verwendet werden darf. Es setzt auch Höchstgrenzen für den Wirkstoffgehalt und für bestimmte Verunreinigungen.

Rezept

Das Wort für eine ärztliche Verordnung kommt aus dem Lateinischen. Recipe heißt „Nimm und gib dem Patienten" – das war die ärztliche Anweisung. Für viele Medikamente braucht der Patient ein ärztliches Rezept, um sie in der Apotheke zu erhalten. Die meisten Menschen kennen die rosaroten Kassenrezepte. Privatrezepte, die der Patient selbst in der Apotheke bezahlt, sind dagegen an keine Form gebunden, auch wenn sie heute in der Regel blau sind. Das Rezept muss den Namen des Patienten enthalten und Namen, Adresse und Fachbezeichnung des verordnenden Arztes. Innerhalb von vier Wochen nach Ausstellung muss der Patient das rosarote Rezept in der Apotheke einlösen, sonst entfällt die Kostenübernahme bei Kassenrezepten. Ein Privatrezept ist länger gültig, nämlich drei Monate nach Ausstellung. Neuerdings gehört auch eine Einnahmevorschrift zu den Pflichtangaben.

Studie

Um herauszufinden, wie wirksam ein Arzneimittel ist, machen Ärzte Studien. Je nach wissenschaftlicher Fragestellung und auch je nach finanzieller Unterstützung gibt es sehr unterschiedliche Studien. Am aussagekräftigsten ist die doppelblind randomisierte und placebokontrollierte Studie. Dabei werden die Studienteilnehmer nach dem Zufallsprinzip in zwei Gruppen verteilt, die hinsichtlich Durchschnittsalter, Gewicht, Gesundheitszustand vergleichbar sind. Die eine Gruppe erhält das Medikament, das getestet werden soll, die andere entweder ein Scheinmedikament ohne Wirkstoff, ein Placebo. In Fällen, in denen das ethisch nicht vertretbar ist, etwa bei Krebs, erhält die Gruppe dagegen eine bewährte Standardtherapie. Doppelblind heißt, der Patient weiß nicht, ob er das echte Medikament oder ein Placebo erhält, und auch der Arzt, der die Studienteilnehmer behandelt, weiß das nicht. Die Information, welcher Studienteilnehmer zu welcher Gruppe gehört, hat nur der Studienleiter. Nun werden über einen bestimmten Zeitraum die beiden Gruppen verglichen, und zwar nach Kriterien, die vorher festgelegt werden. Beispiele für solche Kriterien sind: In welcher Gruppe gibt es mehr tödliche Schlaganfälle? In welcher Gruppe gibt es mehr Todesfälle? Nach Ablauf des Studienzeitraums werden alle erfassten Daten zwischen den Gruppen verglichen. Wenn der Studienleiter während des Studienzeitraums feststellt, dass es einen deutlichen Unterschied zwischen der Placebo- und der Verumgruppe gibt, kann es sein, dass die Studie vorzeitig beendet wird. Das ist zum Beispiel der Fall, wenn ein neues Medikament mehr Patienten mit Krebs überleben lässt als die Vergleichsgruppe. In dem Fall wäre es unethisch, wenn man der Vergleichsgruppe das wirksamere Medikament vorenthielte. Was Sie als Patient über klinische Studien wissen sollten: Die Teilnehmer sind keine Versuchskaninchen. Auch die Gruppe mit der Standardtherapie wird nach besten medizinischen Kriterien versorgt. Wenn sich ein Vorteil einer der beiden Therapiegruppen abzeichnet, dann wird die Studie sofort beendet.

Trockenextrakt

Heilpflanzen enthalten bestimmte Inhaltsstoffe, die für die Wirkung verantwortlich sind, zum Beispiel Duftstoffe (ätherische Öle) oder entzündungshemmende Flavonoide. Diese Inhaltsstoffe lassen sich durch Lösungsmittel aus der Pflanze gewinnen. Fachleute sprechen von „extrahieren". Meist verwendet man zur Extraktion Gemische aus Alkohol und Wasser, manchmal aber auch Lösemittel wie Aceton. Nach der Extraktion kann das Lösungsmittel durch Vakuum oder Erwärmen verdampft werden. Zurück bleibt der Trockenextrakt, der sich weiter zu Tabletten, Dragees oder auch tassenfertigen Tees verarbeiten lässt.

Unverträglichkeit

Nicht jeder verträgt ein Medikament gleich gut. Manchmal treten Nebenwirkungen auf, manchmal zeigen sich auch allergische Reaktionen. Allergien gegen Wirkstoffe sind häufig bei Penicillin-Antibiotika, bei anderen Wirkstoffgruppen eher selten. Oft ist die Ursache der Allergie nicht der Wirkstoff an sich, sondern ein Zusatzstoff, etwa ein Farbstoff oder ein Polymer aus dem Tablettenüberzug. Wenn die Unverträglichkeit durch einen Hilfsstoff ausgelöst ist, lässt sich das Problem oft lösen, indem die Ärztin oder der Arzt ein wirkstoffgleiches Präparat eines anderen Herstellers verordnet.

Verschreibungspflichtig

Manche Medikamente bekommen Patienten nur gegen Vorlage eines gültigen Rezepts. Dass ein Medikament verschreibungspflichtig ist, kann verschiedene Gründe haben. Meistens liegt es daran, dass die zugrunde liegende Erkrankung nicht vom Patienten auf eigene Faust kuriert werden soll, sondern unter der Kontrolle eines Arztes. Das betrifft bakterielle Infektionen, aber auch Herzrhythmusstörungen oder Tumorerkrankungen.
Eher selten liegt der Grund darin, dass das Medikament auch bei bestimmungsgemäßer Anwendung Nebenwirkungen haben kann, denen ärztliche Kontrolluntersuchungen vorbeugen sollen. So können zum Beispiel manche Tabletten gegen Nagelpilz den Leberstoffwechsel stören. Wird diese Nebenwirkung nicht rechtzeitig erkannt, kann die Leber Schaden nehmen.
Manchmal sind Medikamente in kleiner Packungseinheit rezeptfrei erhältlich, etwa Protonenpumpenhemmer gegen Sodbrennen. Dass die größere Packung rezeptpflichtig ist, soll verhindern, dass Patienten chronische Beschwerden zu lange auf eigene Faust behandeln.
Wenn Sie ein Dauermedikament benötigen, aber kein Rezept haben, kann die Apotheke in vielen Fällen das Medikament nach telefonischer Rücksprache abgeben. Das ist aber Voraussetzung, denn die Abgabe rezeptpflichtiger Medikamente ohne Verschreibung ist eine Ordnungswidrigkeit und kann im Wiederholungsfall zum Verlust der Betriebserlaubnis oder der Berufserlaubnis führen.

Wechselwirkung

Wenn ein Patient mehrere Arzneimittel nimmt, dann können sich diese in ihrer Wirkung beeinflussen, also verstärken oder abschwächen. Viele Wechselwirkungen sind unproblematisch, manche können aber dazu führen, dass Medikamente nicht wirken oder dass es zu heftigen, teils lebensbedrohlichen Situationen kommt.
Etwa wenn ein Medikament die Ausscheidung eines gerinnungshemmenden Wirkstoffs verhindert, sodass die Blutgerinnung viel zu stark gehemmt wird und gefährliche Blutungen entstehen.
Wechselwirkungen sind komplex und können nur von Fachleuten beurteilt werden. Wechselwirkungschecks im Internet, etwa auf www.apotheken-umschau.de, liefern erste Informationen, die Ergebnisse können aber von Patientinnen und Patienten nicht interpretiert werden. Wenn Sie einen solchen Check nutzen, dann sollten Sie im Fall einer angezeigten Wechselwirkung Ihre Medikamente auf keinen Fall eigenmächtig absetzen, sondern sich in der Apotheke beraten lassen.

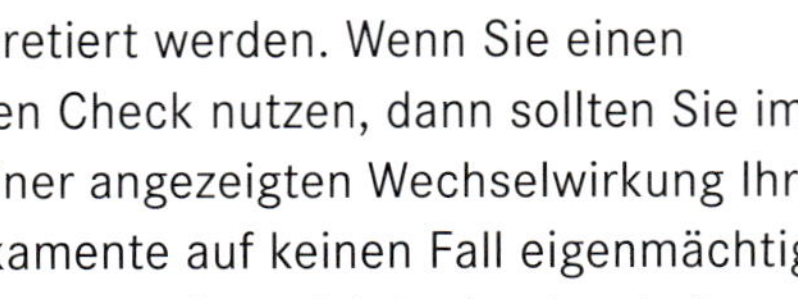

X,Y

Diese beiden eher seltenen Buchstaben kommen seit den 90er-Jahren häufig in Arzneimittelnamen vor. Während die Wirkstoffnamen sich oft an die Wirkweise des Medikaments und seine chemische Struktur anlehnen, haben Entwickler freie Wahl bei der Benennung des Arzneimittels, also des Namens, der groß auf der Packung steht. Während früher weiche Buchstaben wie N und L dominierten, um eine sanfte Wirkung zu suggerieren, setzen Pharmafirmen jetzt auf Namen mit X und Y. Das klingt knackig und wissenschaftlich. Bleibt abzuwarten, wie lange diese Mode anhält.

Zucker

Ist ein wichtiger Zusatzstoff in Arzneimitteln. Er verbessert den Geschmack, und er schützt Säfte vor Verderb, weil Mikroorganismen bei hoher Zuckerkonzentration nicht wachsen können. Diabetiker finden in der Gebrauchsinformation eine genaue Angabe, wie viele Broteinheiten eine Dosis Saft enthält. Als Alternative werden statt Zucker oft auch Austauschstoffe wie Sorbit verwendet. Für Diabetiker ist das günstig, für Stoffwechselgesunde bieten zuckerfreie Medikamente kaum Vorteile.

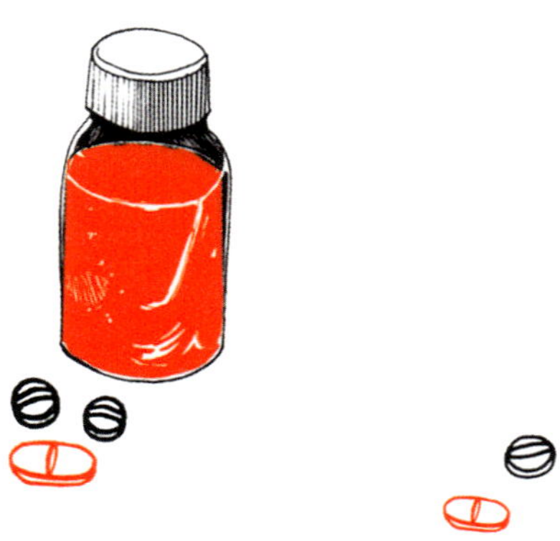

Register

Impressum

Apotheken Umschau: So wirkt´s

ISBN 978-3-927216-71-6
PZN: 17592424

Dieser Titel ist bereits 2018 erschienen
unter der ISBN 978-3-927216-51-8

Überarbeitete Neuauflage 2021,
1. Auflage
Wort & Bild Verlag
Konradshöhe GmbH & Co. KG
Konradshöhe 1, 82065 Baierbrunn
Handelsregister: Amtsgericht München
HRA 44980 / USt-ID-Nr. DE 130750628

Geschäftsführer: Andreas Arntzen
(Vorsitzender), Dr. Dennis Ballwieser,
Malte von Trotha
Chefredaktion: Dr. Dennis Ballwieser,
Julia Rotherbl

Redaktionsleitung: Isartal Health Media
Beatrice Sobeck
Projektkoordination: Christine Kluge
Autor: Dr. Martin Allwang
Redaktion/Lektorat: Elke Schurr
Layout & Satz: Büro 18, Friedberg (Bay.)
Bildbearbeitung: Sabine von Transehe-Roseneck
Produktion: Angelika Emmert
Druck: Eberl & Kösel, Am Buchweg 1, 87452
Altusried

Im Vertrieb der Edel Verlagsgruppe
Edel Germany GmbH, Neumühlen 17,
22763 Hamburg, buchvertrieb@edel.com

Hinweis: Die Ratschläge in diesem Buch wurden sorgfältig von Autoren und Verlag erarbeitet und geprüft. Erkrankungen gehören in ärztliche Behandlung. Das Buch kann daher keinen ärztlichen Rat ersetzen.

In diesem Buch wurde, um den Lesefluss zu vereinfachen, bei Nennung von Berufen jeweils die männliche Form gewählt, die weibliche Form ist jedoch selbstverständlich stets mitgemeint.

Bildnachweis:
Illustrationen: Nina Schneider
W&B/Julia Bradley: 4

MIX
Papier aus verantwortungsvollen Quellen
FSC www.fsc.org
FSC® C013736

Ratgeber für ein rundum gesundes Leben!

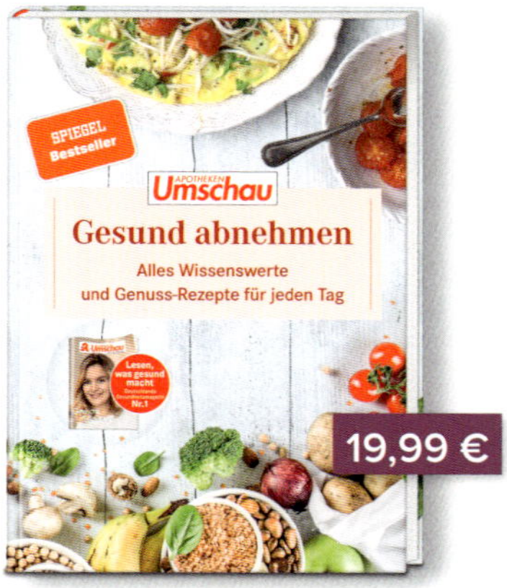

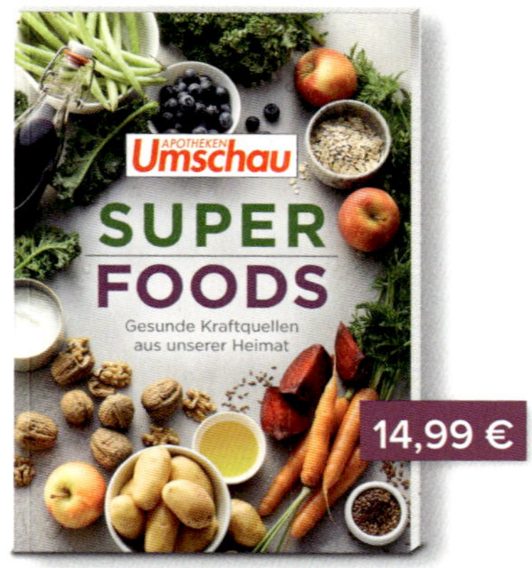

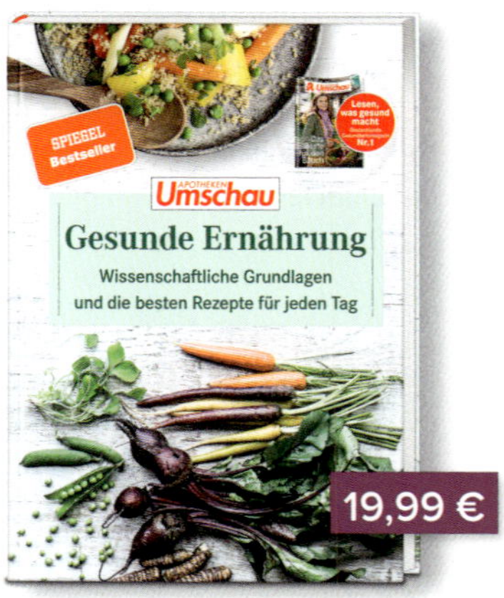

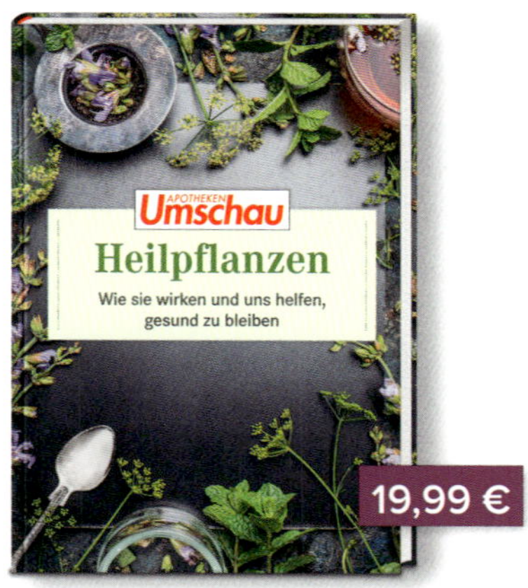

Jetzt erhältlich in Apotheken, im Buchhandel oder im Shop der Apotheken Umschau.

Apotheken Umschau

www.a-u.de/buecher

Hugendubel.de Das Lesen ist schön! · OSIANDER.de Bücher seit 1596 · Thalia · Weltbild.de

Gesund abnehmen: PZN 16228656 | ISBN 978-3-927216-53-2 • Superfoods: PZN 16513049 | ISBN 978-3-927216-57-0
Gesunde Ernährung: PZN 16228633 | ISBN 978-3-927216-52-5 • Heilpflanzen: PZN 16672629 | ISBN 978-3-927216-55-6